Transgender und non-binäre Menschen psychotherapeutisch begleiten

Miriam Fröhlich
Marcus Rautenberg

Transgender und non-binäre Menschen psychotherapeutisch begleiten

Ein Manual für die Gruppentherapie

hogrefe

M. Sc. Psych. Miriam Fröhlich, geb. 1988. 2007–2013 Studium der Psychologie in Gießen und Darmstadt. 2019 Approbation zur Psychologischen Psychotherapeutin (Verhaltenstherapie). Seit 2020 tätig als Psychotherapeutin im MVZ Psychotherapiezentrum Frankfurt GmbH. Seit 2023 therapeutische Leitung der MVZ Psychotherapiezentrum Frankfurt GmbH. Arbeitsschwerpunkt: Gruppentherapie.

Dipl.-Psych. Marcus Rautenberg, geb. 1968. 1990–1997 Studium der Psychologie in Landau. 2006 Approbation zum Psychologischen Psychotherapeuten (Verhaltenstherapie). Seit 2006 Mitarbeiter in der Psychotherapeutischen Universitätsambulanz der RPTU in Landau. Seit 2006 tätig in eigener Praxis. Zudem tätig als rechtspsychologischer Gutachter sowie als Supervisor und Dozent im Rahmen der psychotherapeutischen Ausbildung. Arbeitsschwerpunkte: Geschlechtsidentität, Persönlichkeitsstörungen, Kriminalpsychologie.

Bibliografische Information der Deutschen Nationalbibliothek
Die Deutsche Nationalbibliothek verzeichnet diese Publikation in der Deutschen Nationalbibliografie; detaillierte bibliografische Daten sind im Internet über http://dnb.dnb.de abrufbar.

Hogrefe Verlag GmbH & Co. KG
Merkelstraße 3
37085 Göttingen
Deutschland
Tel. +49 551 999 50 0
info@hogrefe.de
www.hogrefe.de

Satz: Franziska Stolz, Hogrefe Verlag GmbH & Co. KG, Göttingen
Druck: mediaprint solutions GmbH, Paderborn
Printed in Germany

1. Auflage 2026

(E-Book-ISBN [PDF] 978-3-8409-3257-1; E-Book-ISBN [EPUB] 978-3-8444-3257-2)
ISBN 978-3-8017-3257-8
https://doi.org/10.1026/03257-000

Inhaltsverzeichnis

Vorwort

Sehr schnell, nachdem ein Angebot der psychotherapeutischen Begleitung von Transgendern und non-binären Personen eingerichtet ist, wird dieses dankend von Betroffenen angenommen, und die Information darüber verbreitet sich wie ein Lauffeuer in der Community. Dies ist die persönliche Erfahrung. Genauso schnell kann die Versorgung all derjenigen Personen, die nach einem Therapieplatz fragen, nicht mehr ermöglicht werden – auch nicht im Gruppenkonzept, das die Versorgung einer deutlich größeren Anzahl von Personen durch eine einzelne therapeutische Fachkraft ermöglicht. Diese nüchterne Feststellung, zusammen mit der Erfahrung, wie schwierig es vor allem zu Beginn war, aber auch immer noch ist, in Intervisions- oder Supervisionsgruppen Unterstützung bei den vielen transspezifischen Fragen zu erhalten, haben den Impuls zu diesem Buch gegeben. Gerade zu Beginn der Auseinandersetzung mit dem Thema Geschlechtsidentität und der Gestaltung therapeutischer Unterstützung erwiesen sich die Literaturrecherche und der Austausch mit Kolleginnen und Kollegen oft als ernüchternd, fehlte es doch an Erfahrungswerten und einem praxisnahen Leitfaden zur Therapiegestaltung. Diese Lücke zu füllen, ist im Verlauf der zahlreichen, zum Teil jahrelangen Begleitung von Betroffenen nahezu zu einem Pflichtgefühl herangewachsen. Mit dem Wissen und der Erfahrung entwickelte sich ein Verantwortungsgefühl, die durch die Praxis gewonnene Expertise weiterzugeben und damit auch therapeutisch arbeitenden Menschen zu helfen, die wiederum weitere Transgender und non-binäre Personen auf ihrem Weg begleiten und unterstützen können. So beeindruckend und positiv die Unterstützung innerhalb der queeren Community oft ist, so soll dieses Buch einen Beitrag zur Unterstützung in der Psychotherapiepraxis bieten.

Zahlreiche Personen haben im Hintergrund zu der Entstehung dieses Manuals beigetragen, denen wir unsere herzliche Dankbarkeit aussprechen möchten. Ein erster Dank geht an den Hogrefe Verlag, der dieses Vorhaben ermöglicht hat und im Entstehungsprozess kompetente und wertschätzende Unterstützung geleistet hat, insbesondere an das Lektorat und Alice Velivassis für ihre Korrekturanmerkungen und kompetente Begleitung durch den gesamten Entstehungsprozess. Ein weiterer herzlicher Dank geht an Dr. Elisa Pasch und das MVZ Psychotherapiezentrum Frankfurt GmbH und die Universitätsambulanz in Landau für die Möglichkeit, das Gruppenangebot in Form einer und dann weiterer „Transgruppen“ zu erproben und zu etablieren. Danke auch an alle (eng befreundeten) Kolleginnen und Kollegen, die immer wieder motivierende und bestätigende Rückmeldungen für dieses Buchprojekt ausgesprochen haben. Der größte Dank jedoch richtet sich an all die von Geschlechtsinkongruenz betroffenen Personen, die uns so viel Persönliches anvertraut haben, die wir begleiten durften und dürfen und von denen wir so viel mehr lernen, als jemals in einem Buch Platz finden könnte. Ein besonderer Dank gilt denjenigen, die sich an der Evaluation des Gruppenkonzeptes beteiligt haben und durch das Ausfüllen von Fragebögen und die Einwilligung zur Auswertung wertvolle Informationen beigetragen haben. Einige der Menschen, wie M., Y., L. und L., die wir begleiten durften, werden uns wohl immer in Erinnerung bleiben. Sie haben unvergessliche und bedeutsame Momente für uns persönlich geschaffen und damit den Grundstein für dieses Werk gelegt: begonnen beim Erstkontakt mit einer Transgenderperson über das beeindruckende Engagement Einzelner für die Community bis hin zur rasanten Verwirklichung der persönlichen Transitionsprozesse. Die Kräfte und das Durchhaltevermögen der Betroffenen und deren positive Entwicklungen zu beobachten und mitzuerleben, hat uns immer wieder aufs Neue beeindruckt und uns in unserer therapeutischen Arbeit und für die Erarbeitung dieses Werks motiviert. Aber auch die Krisen und Wege, die wir nicht weiter begleiten konnten, haben viel Motivation und Sinnerleben für diese Arbeit gegeben. Wir können nicht allen helfen, aber jede einzelne von Geschlechtsinkongruenz betroffene Person, die wir ein Stück auf ihrem Weg begleiten und der wir helfen können, und jede psychotherapeutische Praxis, die durch dieses Buch motiviert wird, sich der Begleitung von Transgender und non-binären Menschen zu widmen, ist diese Arbeit mehr als wert gewesen.

Frankfurt und Hainfeld, im August 2025

Miriam Fröhlich und *Marcus Rautenberg*

Kapitel 1

Einführung

In den letzten Jahren berichten viele Quellen eine stetige Zunahme der Prävalenz von Menschen mit einer Geschlechtsinkongruenz. Damit steigt auch die Nachfrage nach professioneller psychotherapeutischer Begleitung an, da diese nach wie vor die Voraussetzung für die Kostenübernahme einzelner Behandlungsmaßnahmen im Rahmen des Transitionsprozesses ist. Zudem erleben Menschen, die ihre Geschlechtsidentität nicht in der internalisierten Heteronormativität der Gesellschaft verorten, in ihrem Alltag immer wieder Belastungen, die sich aus Konflikten mit öffentlichen Strukturen, in zwischenmenschlichen Beziehungen und persönlichem Unbehagen sowie aus der Ablehnung des eigenen Körpers heraus ergeben. Die Betroffenen entwickeln dadurch oft psychische Symptome und Störungen; die Suche nach einem Therapieplatz erweist sich für diese Gruppe jedoch als besonders herausfordernd. Zu der Frustration über die ohnehin zu geringe Verfügbarkeit an freien Therapieplätzen kommt für diese Betroffenen oft noch die Enttäuschung hinzu, dass sich Psychotherapeutinnen und Psychotherapeuten[1] aufgrund fehlender Erfahrung eine Begleitung von Transgendern und non-binären Menschen oft nicht zutrauen. In der Folge bleiben die Hilfesuchenden allein mit ihren Problemen und erleben sich hilflos im Umgang mit ihrer persönlichen Symptomatik. Sie erleben eine Ohnmacht und Perspektivlosigkeit, da sie ohne Nachweis einer Psychotherapie unmöglich die von Krankenkassen und Gesetz geforderten Bedingungen für den Zugang zu Transitionsmaßnahmen erfüllen können.

Begriffsklärung: Geschlechtsinkongruenz

Fühlt sich eine Person dem ihr bei der Geburt zugewiesenen oder dem ihren körperlichen Geschlechtsmerkmalen entsprechenden Geschlecht als nicht zugehörig, sprechen wir von Geschlechtsinkongruenz.

Begriffsklärung: Transitionsprozess

Unter Transitionsprozess wird der gesamte Verlauf vom ersten inneren Bewusstsein der Geschlechtsinkongruenz bis hin zu medizinischen oder anderen Maßnahmen zur Minderung der erlebten Geschlechtsinkongruenz verstanden.

Dieser Band richtet sich daher an alle Psychotherapeutinnen und Psychotherapeuten, die ihre theoretische Bereitschaft zur Begleitung dieser Menschen in die Praxis umsetzen möchten, bisher jedoch nicht den Mut dazu hatten. Wir möchten Scheu und Berührungsängste abbauen und ein Manual anbieten, das neben grundlegender Wissensvermittlung auch einen Leitfaden mit konkreten Themen und Übungsanleitungen liefert. Grundsätzlich ist das Manual aber natürlich auch geeignet, eine bisher schon etablierte psychotherapeutische Begleitung von Transgendern und non-binären Menschen auf eine andere Art, nämlich als Gruppenpsychotherapie, durchzuführen oder gar die einzelnen Bausteine des Manuals auf eine Einzeltherapie zu übertragen.

Die psychotherapeutische Begleitung entsprechend dem hier vorgelegten Manual soll den Betroffenen eine Unterstützung im Verlauf ihres Transitionsprozesses bieten. Das Manual ist ausgelegt für die Durchführung in der Gruppe, ist aber – wie bereits erwähnt wurde – auch auf das Einzel- oder Kombinationssetting der psychotherapeutischen Behandlung übertragbar. Neben dem ökonomischen Vorteil der Grup-

1 In diesem Buch werden zur Bezeichnung von Personen entweder sowohl die männlich als auch die weibliche Form verwendet oder es wird entweder die männliche oder die weibliche Form genutzt; es sind jeweils aber immer alle Geschlechter mitgemeint.

pentherapie bietet sich dieser Rahmen aus unseren Erfahrungen heraus besonders gut an, um den spezifischen Anliegen und Bedürfnissen dieser Zielgruppe zu begegnen. Durch die allgemeinen Gruppenwirkfaktoren, wie die Identifikation mit den Mitpatientinnen und Mitpatienten, kann eine schnelle Entlastung bewirkt werden, die den Raum für Erfahrungsaustausch und Reflexion von Alltagserfahrungen ermöglicht. Im geschützten Raum der Gruppe können individuelle Fragestellungen zur Alltagsbewältigung offen thematisiert werden, die Betroffenen können sich hier in ihrer erlebten Geschlechtsidentität ausprobieren, ohne Angst vor Diskriminierung, Ablehnung oder Verletzungen zu haben. Die Fragestellungen und Anliegen sind unserer Erfahrung nach dabei oft ähnlich, die Behandlung in der Gruppe somit besonders günstig.

Kapitel 2

Theoretischer Hintergrund

Wie bereits erwähnt wurde, richtet sich das hier vorliegende Manual zunächst an Kolleginnen und Kollegen, welche bisher nicht mit der betroffenen Personengruppe psychotherapeutisch gearbeitet haben.

In der Arbeit mit Betroffenen bereits erfahrene Kolleginnen und Kollegen finden in diesem Abschnitt noch einmal eine Zusammenfassung des gegenwärtigen Wissenstandes zum behandelten Phänomen der Geschlechtsinkongruenz und können bei der Planung einer begleitenden Psychotherapie diesen Teil eventuell sogar überspringen. Für weniger erfahrene Kolleginnen und Kollegen stellen die zusammengetragenen Informationen jedoch eine zentrale thematische Einführung dar, welche aus unserer Sicht die Grundlage aller psychotherapeutischer Arbeit mit Transgendern und non-binären Menschen bilden sollte (vgl. zur Vertiefung Rautenberg, 2022).

2.1 Begriffsbestimmungen

Biologisch betrachtet ist der Mensch, wie der Großteil der Lebewesen, zweigeschlechtlich definiert, männlich oder weiblich. Dabei wird ein Mensch auch heute noch, wenn auch nicht mehr zwingend erforderlich, in nahezu allen Fällen direkt nach der Geburt einem dieser beiden Geschlechter zugeordnet.

Konflikte hinsichtlich der Zuordnung zu einem biologischen Geschlecht entstehen dann, wenn sich etwa aufgrund einer genetischen Anomalie oder aufgrund der äußerlich sichtbaren Geschlechtsmerkmale diese Zuordnung als falsch erweist oder nicht möglich ist. Diese Problematik der *Intersexualität* oder *Intergeschlechtlichkeit* ist jedoch eine biologische Manifestation und berührt die in diesem Manual behandelte Geschlechtsidentität nicht direkt, obwohl es natürlich auch intergeschlechtliche Menschen mit einer Geschlechtsidentitätsproblematik geben kann.

Die *Geschlechtsidentität* beschreibt das individuelle Bewusstsein, ja Wissen darüber, welchem Geschlecht sich ein Individuum selbst zuordnet. Wie oben erläutert, wird einem Menschen immer noch meist bei der Geburt ein biologisches Geschlecht zugeordnet und damit auch seine Geschlechtsidentität in ihrer Entwicklung maßgeblich geprägt. Wir leben in einer binärgeschlechtlichen Gesellschaft und werden in vielen Bereichen über das uns zugeschriebene Geschlecht definiert und eingeordnet. Für die meisten Menschen weicht die Geschlechtsidentität tatsächlich dann auch im weiteren Verlauf nicht von dieser Zuordnung zu einem biologischen Geschlecht ab *(cisgender)*. Immer wieder, und in den letzten Jahren gefühlt auch zunehmend, begegnen uns jedoch in der psychotherapeutischen Praxis Menschen, bei denen es zu einem von dieser Zuordnung abweichenden Geschlechtsidentitätserleben kommt *(Geschlechtsinkongruenz)*. Die Betroffenen schildern ein anhaltendes und starkes Unbehagen und Leiden an dem bei der Geburt zugewiesenen biologischen Geschlecht bzw. den entsprechenden Geschlechtsmerkmalen *(Geschlechtsdysphorie)*. Es steht außer Frage und ist gut nachvollziehbar, dass das Ausmaß der erlebten Geschlechtsdysphorie in einem starken Zusammenhang dazu steht, wie stark diese Geschlechtsmerkmale ausgeprägt sind und wie sehr eine betroffene Person von ihrem Umfeld im zugewiesenen Geschlecht und nicht im erlebten, identitären Geschlecht „gelesen" wird *(Passing)*.

Oft äußern die Betroffenen dann den Wunsch oder beteuern, dass sie dem anderen Geschlecht angehören und entsprechend leben wollen *(transgender)*. Eine Geschlechtsinkongruenz tritt jedoch auch in dem Sinne auf, dass sich die betroffene Person keinem der beiden Geschlechter zugehörig empfindet (*non-binär*; vgl. zur Vertiefung Rautenberg, 2022).

2.2 Dimensionale Betrachtung der Geschlechtsidentität

Der Gedanke, vom Bigenus, zumindest bezüglich der Geschlechtsidentität, abzuweichen, geht zurück bis in die Antike. In Fachpublikationen und auch in der öffentlichen Wahrnehmung wurde das Phänomen der Dimensionalität von Geschlechtsidentität bzw. eine non-binäre Geschlechtsidentität jedoch lange Zeit nur am Rande und als gefühltes eher seltenes Phänomen dargestellt (Diamond, 2020; Chew et al., 2020). Nonbinäre Menschen werden dabei oftmals unter dem Begriff des Transgender-Seins subsumiert, wenngleich betont wird, dass sie den gleichen Zugang zu individuellen Behandlungsmaßnahmen erhalten sollten wie Menschen, die sich als trans-binär definieren (z.B. in der AWMF-S3-Leitlinie *Geschlechtsinkongruenz, Geschlechtsdysphorie und Trans-Gesundheit:* Deutsche Gesellschaft für Sexualforschung [DGfS], 2018; vgl. dazu Löwenberg, 2020).

Tatsächlich berichten viele der bislang oftmals nur gemeinsam betrachteten Betroffenen (teilweise sogar die überwiegende Zahl oder aber zumindest zwischen 30 und 50%), sich eher als non-binär, genderfluid (eine Geschlechtsidentität ohne stabile, zeitlich andauernde Zuordnung zu einem bestimmten Geschlecht) oder anders, aber eben nicht klar männlich oder weiblich, einzuordnen (vgl. James et al., 2016). Umso mehr sollte dieses in der Fachwelt noch relativ „neue“ Phänomen mehr Beachtung erfahren, um ein späteres Bereuen der doch gravierenden Transitionsschritte zu vermeiden, da einzelne Studien darauf hindeuten, dass die individuellen Behandlungsbedürfnisse von non-binären Menschen sich teilweise deutlich von denen, die sich eindeutig als transgender bezeichnen, unterscheiden (zum Überblick siehe Herrmann et al., 2024).

Für die Praxis empfehlen wir, im Rahmen des vertiefenden diagnostischen Prozesses, den Betroffenen stets auch das Konzept der Non-Binärität, etwa im Sinne einer dimensionalen Betrachtung und Einordnung, zu vermitteln und zugleich individuelle Behandlungswünsche zu respektieren sowie entsprechende Behandlungsmöglichkeiten gemeinsam zu erarbeiten. Dies vor allem aus zwei Gründen: Einerseits zeigen Untersuchungen, dass gerade bei jüngeren Betroffenen die eigene Zuordnung hinsichtlich der Geschlechtsidentität oftmals variabler ist als bislang vermutet. Andererseits zeigen Studien, dass non-binäre Menschen sich oftmals wissentlich „falsch“ als transgender bezeichnen, aus Sorge, ihnen werde ansonsten der Zugang zu gewünschten Transitionsmaßnahmen nicht gewährt (siehe Herrmann et al., 2023).

2.3 Ätiologie

Während rein psychosoziale oder gar psychodynamische Erklärungsmodelle für das Phänomen der Geschlechtsinkongruenz mittlerweile mindestens als umstritten, eher als veraltet gelten, haben sich zuletzt verstärkt hirnphysiologisch-endokrinologische Erklärungsmodelle durchgesetzt (vgl. zum Überblick Nieder et al., 2011, oder van Trotsenburg, 2018).

Ein hoher Anteil genetischer oder zumindest schon vorgeburtlicher basal hirnphysiologischer Kausalität kann heute zumindest vermutet werden. Diamond (2007) spricht in diesem Zusammenhang von einer „hirnphysiologischen Intersexualität“, und aktuelle Studien zu neuroendokrinologischen Abläufen und hirnphysiologischen Korrelaten der Geschlechtsidentität jenseits des biologischen Geschlechts scheinen dies zu bestätigen (endokrinologische pränatale Einflüsse, spezifische Hirnareale der Geschlechtsidentität).

Dennoch müssen wir auch betonen, dass die Forschung zur Frage der Ätiologie der Geschlechtsidentität und damit auch zur Geschlechtsinkongruenz noch lange nicht abgeschlossen ist.

2.4 Prävalenz

Gemäß Publikationsstatistik Pubmed haben wissenschaftliche Publikationen zur Thematik von Transgender und non-binärer Geschlechtsidentität von 1997 bis 2018 von deutlich unter 50 auf über 300 Veröffentlichungen im Jahr zugenommen (vgl. Challa, Scott et al., 2020). Der fachlichen Aufmerksamkeit folgte dann eine mediale breite öffentliche Aufmerksamkeit und schließlich berichten nahezu alle Fachpersonen auch eine deutliche Zunahme registrierter Fallzahlen.

Bestätigt werden diese Angaben zuletzt durch repräsentative Untersuchungen, wie etwa die GALLUP-Studie (Jones, 2022) oder die IPSOS-Studie (IPSOS, 2023; Untersuchung repräsentativ für 16- bis 74-jährige Personen). Zusammengefasst wird dort für Deutschland eine, im internationalen Vergleich übrigens sehr hohe, Gesamtprävalenz von 4% für Transgender und nonbinäre Menschen berichtet. Auffallend ist, dass sich vor allem Angehörige der sog. Generation Z (geboren zwischen 1997 und 2003), bis zu 20%, dem gesamten LGBTQ-Spektrum zugehörig fühlen und dass sich bis zu 6% als transgender oder non-binär bezeichnen. In anderen Generationen sind die Prävalenzen deutlich niedriger (ca. 1%; Ipsos, 2023).

Tatsächlich werden weltweit Steigerungen der Prävalenzen gerade bei Kindern und Jugendlichen, und dabei zumindest in dieser Generation auch ein höherer Anteil von Trans-Jungen (von weiblich zu männlich), berichtet (Aitken et al., 2015; De Graaf et al., 2017; Meyenburg, 2020). Für die Erkenntnis über die eigene Geschlechtsidentität ist vor allem der Lebensabschnitt kurz vor bis zum Beginn der Pubertät relevant. Zudem ist zu berücksichtigen, dass die biologisch-weibliche Pubertät früher und auch gravierender verläuft. Gleichzeitig werden Trans-Jungen in ihrem geschlechtsrollen-atypischen Auftreten aber auch eher gesellschaftlich akzeptiert, und schließlich sind auch der Transitionsprozess und meist das Passing stimmiger. Einfacher ausgedrückt: Es erscheint – zumindest mit Blick auf das Passing – leichter, ein Trans-Junge als ein Trans-Mädchen zu sein, und dann wohl auch einfacher zu sein, sich als solcher zu offenbaren.

Eine abschließende und vor allem konsertierte Erklärung für den insgesamt beobachtbaren Anstieg der Prävalenz kann die Fachwelt jedoch bis heute nicht liefern. Eine in den Medien oftmals verbreitete Aussage, es handele sich womöglich um eine Art „Modeerscheinung", trans oder non-binär zu sein, teilen wir nicht. Wir vertreten die Annahme, dass mit Zunahme gesellschaftlicher Akzeptanz/Toleranz und einer Veränderung hin zu einer Entpathologisierung des Phänomens auch die Bereitschaft wächst, sich als Angehöriger einer solchen „Minderheit" zu offenbaren oder als Eltern eines Kindes fachliche Hilfe aufzusuchen (vgl. zur Vertiefung der Diskussion Challa, Scott et al., 2020; Meyenburg et al., 2020). Zurückzuführen ist diese hohe Zahl unseres Erachtens auf eine breitere gesellschaftliche Präsenz und Akzeptanz des Phänomens.

Auffallend und vielleicht auch überraschend sind die Zahlen aus den o.g. repräsentativen Untersuchungen zur weltweit betrachteten Differenzierung zwischen Transgendern und non-binären Menschen. Tatsächlich zeichnet sich demnach ab, dass es deutlich mehr Menschen gibt, die sich selbst als non-binär (nichtbinär, non-konform oder genderfluid) bezeichnen, als jene, die sich explizit als transgender bezeichnen. Besonders deutlich wird dieser Unterschied erneut in der Generation Z. In dieser Generation geben 3% an, sie würden sich selbst als non-binär bezeichnen, und nur 1% würden sich als transgender beschreiben (Jones, 2022; Ipsos, 2023). Für die anderen Generationen und über alle Generationen hinweg sind die Zahlen für beide Teilgruppen nahezu identisch (Anmerkung: Die Daten zur Differenzierung zwischen Transgendern und non-binären Menschen werden in den genannten Untersuchungen nur mit Bezug auf weltweite Prävalenzen berichtet).

2.5 Diagnostik

Auch wenn es in Fachkreisen mittlerweile als unbestritten gilt, dass eine Geschlechtsinkongruenz nicht als Erkrankung und schon gar nicht als psychische Erkrankung zu betrachten ist, so ist doch eine Diagnosestellung durch die begleitende Psychotherapeutin bzw. den begleitenden Psychotherapeuten die zwingende Voraussetzung für den Zugang zu weiteren Behandlungsmaßnahmen im Transitionsprozess. Aus unserer Sicht ist dabei zwischen der kategorialen Diagnostik, also der Vergabe einer Diagnose nach einem Klassifikationssystem, und dem viel bedeutsameren und umfangreicheren diagnostischen Prozess zu unterscheiden.

2.5.1 Kategoriale diagnostische Einordung

Bereits im Mai 2019 verabschiedete die Weltgesundheitsorganisation (WHO) die 11. Revision der *International Classification of Diseases* (ICD-11; WHO, 2018) und manifestierte damit bezüglich der hier relevanten Geschlechtsinkongruenz den bisherigen Endpunkt weg von der Pathologisierung einer vom biologischen Geschlecht abweichenden Geschlechtsidentität. Dabei wird die Geschlechtsinkongruenz nicht mehr als Diagnose, also als Erkrankung und schon gar nicht als psychische Erkrankung, aufgeführt (vgl. hierzu bereits Nieder & Güldenring, 2017; Nieder, Güldenring et al., 2017). Zudem differenziert die ICD-11 nicht zwischen einer Transgender- und einer non-binären Geschlechtsidentität, sondern es wird eine fehlende Übereinstimmung des subjektiv erlebten Geschlechts und des biologischen Geschlechts als ein identitärer Zustand beschrieben, welcher als „Bedingung im Zusammenhang mit der sexuellen Gesundheit" betrachtet wird. Ausschlussdiagnosen werden nicht mehr genannt und – zumindest für die Diagnose im Jugend-/Erwachsenenalter – auch keine zeitlichen Kriterien. Schließlich legt die ICD-11 auch nahe, was in Fachkreisen ohnehin weitgehend unbestritten ist, nämlich, dass die Betroffenen selbst die „Diagnose" stellen, da es einzig um ihr identitäres Erleben geht. Objektiv messbare Parameter zur Feststellung der Geschlechtsidentität werden von verschiedenen Autorinnen und Autoren als nicht existent erachtet (vgl. Cohen-Kettenis & Pfäfflin, 2003, oder ähnlich auch Güldenring, 2013).

Übersicht über Diagnosen und Diagnoseschlüssel
ICD-10: F64 – Störungen der Geschlechtsidentität (WHO, 1991, 2016)
• F64.0 – Transsexualismus • F64.1 – Transvestitismus unter Beibehaltung beider Geschlechtsrollen • F64.2 – Störung der Geschlechtsidentität des Kindsalters • F64.8 – Sonstige Störungen der Geschlechtsidentität • F64.9 –Störung der Geschlechtsidentität, nicht näher bezeichnet
DSM-5: Geschlechtsdysphorie (APA, 2013, 2025)
• Geschlechtsdysphorie bei Kindern • Geschlechtsdysphorie bei Jugendlichen und Erwachsenen • Andere Näher Bezeichnete Geschlechtsdysphorie • Nicht Näher Bezeichnete Geschlechtsdysphorie
ICD-11: Geschlechtsinkongruenz (WHO, 2018, 2024)
• HA60 – Geschlechtsinkongruenz bei Jugendlichen und Erwachsenen • HA61 – Geschlechtsinkongruenz im Kindesalter • HA61 – Geschlechtsinkongruenz, nicht näher bezeichnet

Zum gegenwärtigen Zeitpunkt bleibt abzuwarten, welche Konsequenzen eine kategoriale Diagnostik gemäß ICD-11 für die begleitende Psychotherapie der Betroffenen haben wird, da im deutschen Gesundheitswesen nach wie vor nach ICD-10 klassifiziert wird. Zumindest betont auch die ICD-11, wie bereits das *Diagnostic and Statistical Manual of Mental Disorders* in seiner 5. Auflage (DSM-5; American Psychiatric Association [APA], 2013), dass die Geschlechtsinkongruenz psychisches Leiden verursachen kann (Geschlechtsdysphorie), welches ja dann auch eine Grundlage für eine psychotherapeutische Indikation legen sollte. Tabelle 1 stellt die unterschiedlichen diagnostischen Kriterien der ICD-10 und ICD-11 vergleichend nebeneinander dar.

Tabelle 1: Gegenüberstellung der diagnostischen Kriterien für Störungen der Geschlechtsidentität (ICD-10; WHO, 1991, 2016) bzw. Geschlechtsinkongruenz (ICD-11; WHO, 2018, 2024)

	ICD-10[2]	ICD-11a[3]
Jugend- und Erwachsenenalter	**F64.0**	**HA60**
	A. Die Betroffenen haben den Wunsch, als Angehörige des anderen Geschlechtes zu leben und als solche akzeptiert zu werden, in der Regel verbunden mit dem Wunsch, den eigenen Körper durch chirurgische und hormonelle Behandlungen dem bevorzugten Geschlecht soweit als möglich anzugleichen. B. Die transsexuelle Identität besteht andauernd seit mindestens zwei Jahren. C. Der Transsexualismus ist nicht Symptom einer anderen psychischen Erkrankung, wie z. B. einer Schizophrenie und geht nicht mit einer Chromosomenaberration einher.	Die Geschlechtsinkongruenz im Jugend- und Erwachsenenalter ist gekennzeichnet durch eine ausgeprägte und anhaltende Inkongruenz zwischen dem empfundenen Geschlecht einer Person und dem zugewiesenen Geschlecht, die oft zu dem Wunsch nach einer „Transition" führt, um als eine Person des erlebten Geschlechts zu leben und akzeptiert zu werden, und zwar durch eine Hormonbehandlung, einen chirurgischen Eingriff oder andere Gesundheitsdienstleistungen, um den Körper der Person so weit wie möglich und gewünscht an das erlebte Geschlecht anzupassen. Die Diagnose kann nicht vor dem Einsetzen der Pubertät gestellt werden. Geschlechtsvariante Verhaltensweisen und Vorlieben allein sind keine Grundlage für die Zuweisung der Diagnose.

2 Abdruck erfolgt aus WHO/Dilling et al. (2016).
3 Vorläufige deutsche Übersetzung aus WHO/Bundesinstitut für Arzneimittel und Medizinprodukte (2024).

Tabelle 1: Fortsetzung

	ICD-10[2]	ICD-11a[3]
	F64.2	**HA61**
Kindesalter	*Bei Mädchen:* A. Das betreffende Kind leidet ausdauernd und intensiv daran, ein Mädchen zu sein und es ist sein erklärter Wunsch, ein Junge zu sein (nicht nur ein Wunsch wegen irgendwelcher beobachteten kulturellen Vorteile für Jungen), oder das Mädchen besteht darauf, ein Knabe zu sein. B. Entweder 1. oder 2.: 1. anhaltende deutliche Aversion gegen übliche weibliche Kleidung und Bestehen auf typisch männlicher Kleidung, z. B. männlicher Unterwäsche und anderer Accessoires 2. anhaltende Ablehnung weiblicher anatomischer Strukturen, die sich in mindestens einem der folgenden Merkmale äußert: a. Behauptung, einen Penis zu besitzen, oder dass ein Penis wachsen wird b. Ablehnung, im Sitzen zu urinieren c. Versicherung, keine Brüste bekommen oder nicht menstruieren zu wollen. A. Das Mädchen hat bis jetzt nicht die Pubertät erreicht. B. Die Störung muss seit mindestens sechs Monaten vorliegen. *Bei Jungen:* A. Das Kind leidet anhaltend und intensiv daran, ein Junge zu sein, und hat den intensiven Wunsch, ein Mädchen zu sein oder – seltener – behauptet, bereits ein Mädchen zu sein. B. Entweder 1. oder 2.: 1. Beschäftigung mit typisch weiblichen Aktivitäten, z. B. Tragen weiblicher Kleidungsstücke oder Nachahmung der weiblichen Erscheinung, intensiver Wunsch, an Spielen und Zeitvertreib von Mädchen teilzunehmen und Ablehnung von typisch männlichem Spielzeug, männlichen Spielen und Aktivitäten 2. anhaltende Ablehnung männlicher anatomischer Strukturen, die sich durch mindestens eine der folgenden wiederholten Behauptungen äußert: a. dass er zu einer Frau heranwachsen wird (nicht nur in eine weibliche Rolle) b. dass sein Penis oder seine Hoden ekelhaft sind oder verschwinden werden c. dass es besser wäre, keinen Penis oder Hoden zu haben. C. Der Junge hat bis jetzt nicht die Pubertät erreicht. D. Die Störung muss mindestens seit sechs Monaten vorliegen.	Geschlechtsinkongruenz im Kindesalter ist gekennzeichnet durch eine ausgeprägte Inkongruenz zwischen dem empfundenen/ausgedrückten Geschlecht eines Individuums und dem zugewiesenen Geschlecht bei präpubertären Kindern. Sie umfasst den starken Wunsch, ein anderes als das zugewiesene Geschlecht zu sein; eine starke Abneigung des Kindes gegenüber seiner sexuellen Anatomie oder den erwarteten sekundären Geschlechtsmerkmalen und/oder ein starkes Verlangen nach den primären und/oder erwarteten sekundären Geschlechtsmerkmalen, die dem erlebten Geschlecht entsprechen; und Fantasiespiele, Spielzeug, Spiele oder Aktivitäten und Spielkameraden, die typisch für das erlebte Geschlecht und nicht für das zugewiesene Geschlecht sind. Die Inkongruenz muss etwa 2 Jahre lang bestanden haben. Geschlechtsvariante Verhaltensweisen und Vorlieben allein sind keine Grundlage für die Zuweisung der Diagnose.

Wie auch immer die zukünftige diagnostische Klassifikation aussehen wird, sozialrechtliche Relevanz für die Zielgruppe des vorliegenden Manuals haben aktuell zwei ICD-10-Diagnosen, nämlich:
1. für Transgender die Diagnose F64.0 sowie
2. für non-binäre Menschen die Diagnose F64.8.

Schließlich ergeben sich für die psychotherapeutische Praxis weitere Schwierigkeiten, insbesondere im Hinblick auf die Indikationen für weitere Behandlungsmaßnahmen im Transitionsprozess, auf die wir im folgenden Abschnitt eingehen wollen, bevor wir uns dem diagnostischen Prozess zuwenden.

2.5.2 Rahmenbedingungen der Diagnostik und Begleitung

Grundsätzlich kann und sollte die Vorgehensweise von Psychotherapeutinnen und Psychotherapeuten, wie im Übrigen aller Behandelnden, den in Expertenkreisen konsertierten Empfehlungen, Standards oder sogar Leitlinien entsprechen. Für unsere Arbeit können hier zunächst die *Standards of Care for the Health of Transsexual, Transgender, and Gender-Nonconforming People* (SOC) des Weltverbands für Transgender-Gesundheit (World Professional Association for Transgender Health, WPATH) genannt werden. Die SOC liegen seit 2022 in einer aktualisierten Version (SOC-V8; Coleman et al., 2022) vor, in deutscher Sprache liegt bisher nur die 7. Auflage von 2012 vor (SOC-V7; englische Fassung: Coleman et al., 2012, deutsche Übersetzung: Richter-Appelt et al., 2014). Die SOC geben Empfehlungen für eine verlässliche Gesundheitsversorgung von Transgendern und geschlechtsnichtkonformen Menschen, die durch eine individuelle und flexible Behandlung den Leidensdruck reduziert. Diese Empfehlungen resultieren in den im folgenden Kasten zusammengefassten Prinzipien.

Prinzipien für die Behandlung von Transgender und geschlechtsnichtkonformen Menschen gemäß SOC-V7 und SOC-V8 (nach Coleman et al., 2012, 2022)

- Begegne Patientinnen und Patienten mit geschlechtsnichtkonformen Identitäten respektvoll (pathologisiere nicht Unterschiede im Geschlechtsidentitätserleben bzw. im Ausdruck der Geschlechtlichkeit).
- Gewährleiste Behandlungsmöglichkeiten (oder verweise an sachverständige Kolleginnen), um die Geschlechtsidentität der Patienten abzuklären und die psychische Belastung im Rahmen der Geschlechtsdysphorie, falls vorhanden, zu reduzieren.
- Gewinne Sachverständnis über die gesundheitsbezogenen Versorgungsbedürfnisse von Transgendern, transsexuellen und geschlechtsnichtkonformen Menschen, einschließlich der Vorteile und Risiken von Behandlungsoptionen für Geschlechtsdysphorie.
- Stimme die Behandlungsmethode auf die spezifischen Bedürfnisse der Patienten ab, insbesondere auf die Zielvorstellung zum Ausdruck ihrer Geschlechtlichkeit und das Bedürfnis, die Geschlechtsdysphorie zu reduzieren.
- Vereinfache den Zugang zu einer angemessenen gesundheitsbezogenen Versorgung.
- Hole die Einverständniserklärung der Patientinnen vor Behandlungsbeginn ein.
- Biete eine kontinuierliche Betreuung an.
- Zeige Bereitschaft, die Patienten innerhalb ihrer Familien und ihres sozialen Umfelds (Schule, Arbeitsplatz und andere Einrichtungen) zu unterstützen und sich für sie einzusetzen.

Während die WPATH in den Versionen 7 bzw. zuletzt 8 der SOC im Wesentlichen weltweit umsetzbare Empfehlungen formuliert, sollte für das deutsche Gesundheitswesen sicherlich die seit 2018 vorliegende (und seit 2023 in Aktualisierung befindliche) *S3-Leitlinie zur Diagnostik, Beratung und Behandlung – Geschlechtsinkongruenz, Geschlechtsdysphorie und Trans-Gesundheit* der Arbeitsgemeinschaft wissenschaftlich-medizinischer Forschung (AWMF) unter der Federführung der Deutschen Gesellschaft für Sexualforschung (DGfS) maßgeblich sein. Für Betroffene liegt ein vom Bundesverband Trans* (BVT*) herausgegebener Leitfaden zu dieser S3-Leitlinie mit zahlreichen Tipps und Informationen vor (2019). Die Leitlinie orientiert sich an den diagnostischen Vorgaben der ICD-11, ist evidenz- und konsensbasiert und versucht, dem Spannungsfeld zwischen dem Recht auf Selbstbestimmung und der Befürchtung von Behandelnden vor einer Fehlentscheidung gerecht zu werden (Hamm & Sauer, 2014; Nieder & Richter-Appelt, 2011). Die zentrale Empfehlung der Leitlinie wird folgendermaßen formuliert: „Entscheidungen über die Notwendigkeit und die Reihenfolge der Behandlungsschritte sollen partizipativ im Sinne einer Übereinstimmung zwischen Behandlungssuchenden und Behandelnden getroffen werden. Sollte im Einzelfall eine Übereinstimmung nicht herstellbar sein, so sollten die Gründe dafür transparent dargelegt werden“ (DGfS, 2018, S. 18).

Zusammengefasst betonen somit sowohl die SOC als auch die S3-Leitlinie, dass Betroffenen im Sinne einer informierten Selbstbestimmung nach Abschluss der Diagnostik – bzw. besser ausgedrückt, nach Feststellung, dass eine Geschlechtsinkongruenz vorliegt – Zugang zu weiteren Behandlungsmaßnahmen im Transitionsprozess gewährt werden sollte und dies ohne weitere Bedingungen.

Diesem Grundsatz entgegen steht jedoch die nach wie vor gängige Praxis nahezu aller gesetzlichen Krankenversicherungen (GKV). Denn diese orientieren sich bei Kostenzusagen bezüglich der meisten Transitionsmaßnahmen an der eigens hierfür entwickelten *Begutachtungsanleitung und Richtlinie des GKV-Spitzenverbandes nach § 282 SGB V: Geschlechtsangleichende Maßnahmen bei Transsexualismus (ICD-10, F64.0)* (BGA). Diese wird herausgegeben vom Medizinischen Dienst des Spitzenverbandes Bund der Krankenkassen e. V. (MDS) und liegt seit August 2020 in einer aktualisierten Fassung vor (MDS, 2020). Die BGA orientiert sich, anders als die S3-Leitlinie, nicht am aktuellen Forschungsstand oder wissenschaftlichen Erkenntnissen zu einer behandlungsbedürftigen Erkrankung, sondern an den Vorgaben des Sozialgesetzbuches (SGB V), welches die Krankenversorgung im Rahmen der gesetzlichen Krankenversicherung in Deutschland regelt, sowie schließlich an der laufenden Rechtsprechung des Bundessozialgerichtes (BSG). In verschiedenen Grundsatzurteilen wurden dabei der Krankheitsbegriff und damit verbundene Leistungspflichten der Kostenträger näher definiert und schließlich ein „krankheitswertiger Leidensdruck" als wesentliche Bedingung für Leistungspflichten genannt. Zudem bezieht sich die Rechtsprechung des BSG (zumindest bis 2023, vgl. hierzu die Ausführungen weiter unten) sowie dem folgend auch die BGA bisher stets nur auf Transgender und schließt non-binäre Menschen von jeglichen Behandlungsempfehlungen aus.

Grundsätzlich betont wird, dass mit geschlechtsangleichenden Behandlungsmaßnahmen – teilweise irreversibel – in einen dem Grunde nach biologisch gesunden Körper eingegriffen werde und somit stets zuerst „psychiatrische und psychotherapeutische Mittel" ausgeschöpft sein müssten, bevor andere Maßnahmen erwogen werden.

Zusammenfassend gibt die BGA – wenn auch als Empfehlungen formuliert – formale und auch zeitliche Kriterien für die einzelnen Behandlungsschritte im Transitionsprozess vor. Eine gesicherte Diagnose gemäß ICD-10 (F64.0: „Transsexualismus"), der erwähnte „krankheitswertige Leidensdruck" sowie schließlich die Feststellung, dass dieser Leidensdruck nicht durch andere Maßnahmen ausreichend gelindert werden konnte, sind dabei die Grundvoraussetzungen (zur Kritik an der BGA vgl. Abschnitt 2.5.3). Tabelle 2 stellt die Empfehlungen der BGA zusammenfassend dar und erläutert sie hinsichtlich des Vorgehens im therapeutischen Prozess.

Tabelle 2: Empfehlungen der BGA für die Behandlungsschritte im Transitionsprozess (nach MDS, 2020)

Behandlungsschritt	Beschreibung	Zeitkriterium
vollständige Diagnostik	• Untersuchungsgespräche • körperliche Untersuchung • verschiedene zusätzliche Maßnahmen (z. B. Labor, apparative Verfahren, Tests)	6 Monate
nachvollziehbare Diagnosestellung	• Anamneseerhebung mit Erfassung der psychosexuellen Entwicklung • Sozialanamnese • biografische und medizinische Anamnese • ggfs. fremdanamnestische Angaben • Erhebung des psychischen Befundes • ggf. fachärztliche psychiatrische oder psychosomatische Untersuchung • körperliche Untersuchung mit Erhebung der urologischen bzw. gynäkologischen und endokrinologischen Befunde • ggf. weitere somatische Ausschlussdiagnostik (z. B. Karyogramm)	

Tabelle 2: Fortsetzung

Behandlungsschritt	Beschreibung	Zeitkriterium
Differenzialdiagnostik, Komorbiditäten	• psychische Störungen (z. B. psychotische Störungen, dissoziative Störungen, Borderline-Persönlichkeitsstörung, Autismus-Spektrum-Störungen, körperdysmorphe Störung, organisch bedingte psychische Störung) • das Vorliegen einer teilweisen oder vorübergehenden Störung der Geschlechtsidentität (z. B. Adoleszenzkrisen) • Probleme mit den gängigen Rollenerwartungen der Gesellschaft, ohne dauerhafte Geschlechtsidentitätsstörung • Geschlechtsidentitätsprobleme, die in der Ablehnung einer homosexuellen Orientierung begründet sind • Transvestitismus (F64.1, F65.1)	
Befund-, Verlaufsbericht	• Welche komorbiden psychischen Störungen liegen vor? • Welche Maßnahmen wurden ergriffen und mit welchem Therapieergebnis sind diese behandelt worden?	–
Epilationsbehandlung, Hormonbehandlung oder Mastektomie	• dies muss im jeweiligen Einzelfall von den Behandelnden begründet werden	nach 6 Monaten
genitalangleichende Operationen	• Ermöglichung einer voll informierten sozialen und medizinischen Transition, um das Risiko für Bedauern („regrets") und Retransitionen zu minimieren • Abweichungen davon müssen von den Behandelnden begründet werden • im Hinblick auf diese irreversiblen Operationen bieten die „Alltagserfahrungen" ausreichend Möglichkeiten, sich in der angestrebten Geschlechtsrolle täglich und in allen Lebensbereichen (Freunde, Familie, Arbeit etc.) zu erfahren	nach 12 Monaten

Die besondere Bedeutung der bisherigen Rechtsprechung des BSG für das deutsche Gesundheitswesen und damit unsere Arbeit mit Transgendern und nonbinären Menschen wurde bereits oben ausgeführt. Tatsächlich liegt nunmehr seit Oktober 2023 ein für die gesamte zukünftige Behandlung der Betroffenen maßgebliches Urteil des BSG, jedoch bisher nur in einer Zusammenfassung, vor (Aktenzeichen B 1 KR 16/22 R). Hintergrund des BSG-Beschlusses war ein Verfahren einer non-binären Person, welche die Kostenübernahme für eine Mastektomie durch die gesetzliche Krankenversicherung (Kostenträger) beantragt hatte. Diesbezüglich folgt das BSG der bisherigen ablehnenden Vorgehensweise der Kostenträger. Bedeutsam wird der Beschluss jedoch dadurch, dass das BSG in seinen weiteren Ausführungen viel weiter geht und sich auch auf Transgender bezieht, zumindest legt dies der Duktus der bisher vorliegenden Zusammenfassung nahe. Die Vorgaben des BSG-Beschlusses sind verbindlich und können durchaus nicht nur negativ gesehen werden. Denn das BSG verneint in keinster Weise Behandlungsbedarfe gemäß der S3-Leitlinie für Transgender, aber auch nicht für non-binäre Menschen. Lediglich fehle es bislang „an einer Anerkennung des therapeutischen Nutzens [...] durch den Gemeinsamen Bundesausschuss (GBA)" (BSG, 2023). Damit wird der GBA, als oberstes entscheidendes Gremium im deutschen Gesundheitswesen, verbindlich aufgefordert, eine Richtlinie für Behandlungsmaßnahmen im Transitionsprozess aller Betroffenen zu verabschieden, welche letztlich dann die BGA ablösen wird. Zudem wird betont, dass es bezüglich bereits begonnener „Behandlungen von bisher als transsexuell bezeichneten Personen [naheliege], dass die Krankenkassen die Kosten bis zum Vorliegen einer Empfehlung des GBA aus Gründen des Vertrauensschutzes wie bisher weiterhin zu übernehmen haben" (BSG, 2023).

2.5.3 Der diagnostische Prozess

Für die psychotherapeutische Begleitung von unter einer Geschlechtsinkongruenz leidenden Menschen ergeben sich insbesondere aus den Ausführungen im vorangegangenen Abschnitt zahlreiche Implikationen, welche im weitesten Sinne stets auch einen diagnostischen Charakter haben. Daher werden wir diese hier unter dem Fokus eines diagnostischen Prozesses vertiefend betrachten.

Unserer Erfahrung nach kommt der Großteil der Betroffenen bereits mit einer klaren Angabe zur Geschlechtsinkongruenz und damit verbundener Geschlechtsdysphorie zum ersten Gespräch in die Praxis bzw. verbindet dies bereits mit der Anfrage für einen ersten Termin. Dies bestätigt zunächst die von zahlreichen Expertinnen und Experten immer wieder geäußerte Annahme, dass die Betroffenen im Grunde ihre Diagnose selber stellen. Erstaunlich ist jedoch, dass entgegen der statistischen Erwartungen (basierend auf anonymen Befragungen) nur ein sehr geringer Teil der Betroffenen eine Unsicherheit bezüglich der Geschlechtsidentität berichtet oder sich selbst als non-binär oder gar genderfluid, also bezüglich der Geschlechtsidentität wechselnd, bezeichnet. Über die Ursachen hierfür existieren bisher meist nur Vermutungen. Wir haben bereits an anderer Stelle darauf hingewiesen, dass wir in einer binärgeschlechtlich geprägten Gesellschaft leben. Wir alle sind entsprechend sozialisiert und haben mal mehr, mal weniger Schwierigkeiten, von diesem Konzept abweichende Vorstellungen zu verstehen. Sigusch (1995) nannte dies ein Gefangensein im Bigenus. Ein Transgender „passt" in dieses Konzept, da er sich letztlich auch eindeutig einem der beiden Geschlechter zuordnet. Verdrängung, Unwissenheit oder aber auch unbewusst wirkende Ängste vor den Reaktionen des Umfelds könnten somit einen non-binären Menschen davon abhalten, überhaupt über diese Möglichkeit der Geschlechtsidentität nachzudenken. Dieser dann doch eher gesellschaftskritisch-soziologische Ansatz muss an anderer Stelle diskutiert werden. Tatsächlich ist unsere Vermutung eine andere (vgl. Herrmann et al., 2023, S. 27). Transgender, aber auch non-binäre Menschen kommen meist nicht unvorbereitet in die begleitende Psychotherapie. Sie wissen um deren Notwendigkeit für den Zugang zu weiteren Behandlungsmaßnahmen, formulieren diesbezügliche Wünsche (z.B. „Ich will Hormone, ich brauche ein Gutachten"), wissen aber schließlich ebenso, dass der Zugang zu den gewünschten Behandlungsmaßnahmen für non-binäre Menschen entweder gar nicht oder zumindest nur schwer umsetzbar ist. Solange wir noch gehalten sind, im deutschen Gesundheitswesen nach ICD-10 zu diagnostizieren, darf uns dieses Dilemma jedoch nicht davon abhalten, die „richtige" Diagnose zu stellen, dies schon allein mit Blick auf ein mögliches späteres Bereuen bestimmter Transitionsmaßnahmen. Spätestens mit Einführung der Kodierung gemäß ICD-11 oder aber der ausstehenden Klärung durch den GBA könnte dieses Dilemma gelöst werden.

Bis dahin bietet sich eine alternative, eben *dimensionale* Betrachtung der Geschlechtsidentität (vgl. hierzu Kap. 2.2) zur Abgrenzung oder besseren Einordnung zwischen transgender und non-binär im diagnostischen Prozess an.

Der begleitenden Psychotherapeutin bzw. dem begleitenden Psychotherapeuten sollte stets bewusst sein, dass die begleitende Psychotherapie nur dann einen Sinn macht und den Prinzipien der SOC sowie der S3-Leitlinie gerecht wird, wenn sie den Betroffenen im weiteren Verlauf - soweit natürlich gewünscht und indiziert - auch den Zugang zu weiteren Transitionsmaßnahmen ermöglicht. Kollegiale Rückmeldungen haben uns gezeigt, dass damit oftmals Befürchtungen verbunden sind, welche davon abhalten, eine psychotherapeutische Begleitung anzubieten, da viele dieser Maßnahmen doch gravierende körperliche Einschnitte bedeuten und zuweilen auch irreversibel sind. Auch wenn die ICD-11 im Gegensatz zur ICD-10 keine zeitlichen Kriterien für das Bestehen der Geschlechtsinkongruenz formuliert, so kann es doch hilfreich und entlastend sein, im Rahmen des diagnostischen Prozesses die Stabilität der Geschlechtsinkongruenz durch beispielsweise eine vertiefende, spezifische biografische Anamnese abzuklären. Aktuell sind wir aufgrund der Regelungen in der BGA ohnehin angehalten, entsprechende Indikationen erst nach Ablauf gewisser zeitlicher Vorgaben zu stellen, was gemeinhin als sog. Alltagserfahrungen bekannt ist.

Begriffsklärung: Alltagserfahrungen

Unter „Alltagserfahrungen" wird verstanden, dass die betroffenen Personen in ihrem individuellen Alltag im identitären Geschlecht leben und damit Erfahrungen darüber sammeln, wie ihr Umfeld reagiert.

Sowohl die SOC als auch die S3-Leitlinie dagegen kritisieren diese generelle Vorgabe aus nachvollziehbaren Gründen. Einerseits bestätigen zahlreiche Erhebungen aus der Behandlungspraxis, dass viele Betroffene bereits vor Beginn der begleitenden Psychotherapie im identitären Geschlecht leben, bereits im gesamten Umfeld geoutet sind und somit bereits über die geforderten „Alltagserfahrungen" verfügen. Unbestritten kann es natürlich dennoch sinnvoll sein, im psychotherapeutischen Kontext den Betroffenen die Möglichkeit zu bieten, diese Erfahrungen zu reflektieren. Psychotherapie im Allgemeinen und die begleitende Psychotherapie bei einem als unumstrittenen nicht pathologischen Phänomen erst recht sollte jedoch nie in einen Zwang münden, über etwas zu reden, worüber Betroffene nicht reden wollen oder es nichts zu reden gibt. Tatsächlich wird der erwähnte krankheitswertige Leidensdruck oftmals erst dadurch ausgelöst, dass die biologischen Geschlechtsmerkmale, etwa der starke Bartwuchs oder ein ausgeprägtes weibliches Brustprofil, im Zuge des Outings und der Alltagserfahrungen zu einem starken Diskriminierungserleben führen und das Leben im identitären Geschlecht unnötig und unzumutbar erschweren (vgl. zur Vertiefung die AWMF-S3-Leitlinie, DGfS, 2018, S. 46 f.; oder Rautenberg, 2022).

Wer mit Transgendern oder non-binären Menschen psychotherapeutisch arbeitet, wird den im vorhergehenden Abschnitt erwähnten und von der BGA als Voraussetzung für weitere Behandlungsmaßnahmen geforderten „krankheitswertigen Leidensdruck" der betroffenen Personen im Kontakt ständig spüren. Viele berichten über einen langen Leidensweg, die unterschiedlichsten psychischen Symptome, welche oftmals auch in vorherigen psychiatrischen oder psychotherapeutischen Behandlungen bei Stellung der unterschiedlichsten Diagnosen (vgl. hierzu den nächsten Abschnitt) geführt haben. Inwieweit begleitende Diagnosen psychischer Störungen tatsächlich gerechtfertigt sind, werden wir im nächsten Abschnitt (Kap. 2.6) diskutieren.

Ohne Zweifel erscheint eine entsprechende Abklärung zumindest auf Symptom- und Syndromebene, neben der Erfassung eines psychopathologischen Befundes, in jedem Fall geboten. Selbstredend kann diese Phase der Diagnostik auch durch apparative Instrumente, wie etwa Screening-Fragebögen (beispielsweise die *Symptom-Checklist-90-Revised* [SCL-90-R], Derogatis, 1994; dt. Fassung von Kliem & Brähler, 2016/2017) erfolgen. Wir haben im Rahmen der Evaluation des Manuals auf die *Symptom-Checklist-90-Standard* (SCL-90-S; Franke, 2014) zurückgegriffen (vgl. Kap. 5). Im Kontext der begleitenden Psychotherapie erscheint es sinnvoll, vor allem die erlebte Geschlechtsdysphorie zu erfassen. Hierzu bietet sich eine vom Zweitautor übersetzte und leicht modifizierte Version des *Gender Identity/Gender Dysphoria Questionnaire for Adolescents and Adults* (GIDYQ-AA; Deogracias et al., 2007; Zucker et al., 2019) an, welche im Anhang und bei den Online-Materialien zur Verfügung gestellt wird (in der vorliegenden deutschen Übersetzung wurde der Bezugszeitraum von ursprünglich 12 Monaten auf 3 Monate angepasst, um so Messwiederholungen zu ermöglichen; zudem wurden einige Items leicht sprachlich für den Einsatz im deutschsprachigen Kontext angepasst). Betont werden muss dabei jedoch, dass sich der Fragebogen nicht zur Diagnostik oder gar zum Ausschluss einer Geschlechtsinkongruenz eignet. Er verfolgt allein den Zweck, das Ausmaß der erlebten Geschlechtsdysphorie bei den Betroffenen zu erfassen.

Den Abschluss des diagnostischen Prozesses bildet einerseits die kategoriale diagnostische Einordnung der Geschlechtsinkongruenz, aktuell eben noch gemäß ICD-10, sowie – soweit gerechtfertigt – die diagnostische Beurteilung begleitender psychischer Beschwerden. Während die ICD-10 hier tatsächlich noch Ausschlussdiagnosen benennt, erscheint dies im Sinne der S3-Leitlinie nicht mehr gerechtfertigt. Tatsächlich empfiehlt jedoch auch die S3-Leitlinie zumindest bei wahnhaften und psychotischen Erkrankungen eine vorhergehende Stabilisierung. Bei allen anderen psychischen Begleitsymptomatiken liegt es im Ermessen der Psychotherapeutin bzw. des Psychotherapeuten, inwieweit hier eine Stabilisierung eventuell allein durch ein Voranschreiten im Transitionsprozess zu erwarten sein wird.

Auch wenn wir Transgender und non-binäre Menschen in der begleitenden Psychotherapie dem Gedanken der Entpathologisierung folgend nicht als Patientinnen bzw. Patienten verstehen, so sind sie dies formal-sozialrechtlich durchaus. Den Vorgaben der sog. „Patientenrechte" folgend, sind wir also gehalten, sie über das weitere, beabsichtigte oder mögliche Vorgehen zu informieren und ggf. aufzuklären. Im Kontext der begleitenden Psychotherapie zählen hierzu insbesondere Informationen über den weiteren Ablauf im Transitionsprozess (vgl. hierzu Kap. 2.8) sowie die Bedingungen der Indikationen für weitere Behandlungsmaßnahmen.

2.6 Begleitende psychische Beschwerden und Erkrankungen

Es steht außer Frage, dass auch von Geschlechtsinkongruenz betroffene Menschen unter psychischen Beschwerden leiden können. Umso mehr ist es von

Interesse, wie psychische Beschwerden von Transgendern und non-binären Menschen zu beurteilen sind (Eyssel, 2015). Diesbezüglich wird immer wieder angenommen, dass die Betroffenen, ähnlich anderen Angehörigen einer gesellschaftlichen Minderheit, besonders vulnerabel in Bezug auf psychische Belastungsfaktoren sind (Plöderl, 2016). Verglichen oder gemeinhin in Studien gemeinsam betrachtet werden Transgender und non-binäre Menschen dann oft mit homo- oder bisexuellen Menschen, für welche schon früh eine besonders hohe Prävalenz psychischer Erkrankungen belegt wurde. Meyer (2003, 2015) führt diese besondere Vulnerabilität auf minderheitenspezifische Stressfaktoren, wie etwa Diskriminierungserfahrungen, Verinnerlichung negativer gesellschaftlicher Einstellungen zu Minderheiten oder aber familiäre Zurückweisungen, zurück (minority stress; siehe hierzu Kap. 4.2.2). Tatsächlich bestätigen aktuelle, auch repräsentative, Befragungen von sowohl homo- und bisexuellen Personen als auch von Transgendern und non-binären Menschen die Minority-stress-Vermutung für die Gesamtgruppe.

Zahlreiche spezifische Studien zur Prävalenz psychischer Erkrankungen allein bei Transgendern und non-binären Menschen belegen eine besonders hohe Prävalenz, unterscheiden sich jedoch in der Angabe zu der Art der jeweiligen Diagnosen, deren Häufigkeit und den zugrunde liegenden Grundannahmen deutlich (vgl. zum Überblick Dhejne, Van Vlerken, Heylens & Arcelus, 2016). Vor allem liegen den genannten Untersuchungen nahezu ausschließlich selektive Stichproben aus spezifischen Settings (beispielsweise eine spezielle Ambulanz oder Klinik) zugrunde.

Publiziert sind bislang nur die Ergebnisse einer nationalen repräsentativen Studie aus Australien (Strauss et al., 2017), für den deutschsprachigen Raum fehlen überörtliche, beispielsweise deutschlandweite Untersuchungen bisher gänzlich. Dennoch gehen die Autoren der S3-Leitlinie davon aus, dass sich „sowohl aus der klinischen Perspektive als auch aus der zusammenfassenden Betrachtung der Literatur ergibt ..., dass sich in etwa zwei Dritteln der Fälle bei der Erstdiagnostik [der Geschlechtsinkongruenz] zusätzlich ... eine psychische Symptomatik feststellen lässt" (zit. nach Nieder & Strauß, 2021, S. 68 f.). Die australische Untersuchung spricht sogar von psychischen Beschwerden von bis zu 80 %. Damit liegt die Prävalenzrate deutlich über der allgemeinen Prävalenz psychischer Erkrankungen in der Gesamtbevölkerung von ca. 33 %.

Einige Autoren stellen eine häufige Vergabe der Diagnose „Anpassungsstörung" fest (Gomez-Gil, Trilla et al., 2009; Hoshiai et al., 2010), wobei dem Minority-stress-Modell gefolgt wird, andere Studien belegen jedoch auch eine Häufung von Angststörungen, depressiven Episoden, Diagnosen aus dem Autismus-Spektrum bis hin zu einem gehäuften Vorkommen von Persönlichkeitsstörungen, hier insbesondere aus dem Bereich der emotional-instabilen Persönlichkeitsstörungen (z. B. Heylens, Elaut et al., 2014).

Nur sehr wenige und schon gar nicht repräsentative Studien liegen zu der Frage vor, wie sich die psychische Belastung von Transgendern und non-binären Menschen im Verlauf des Transitionsprozesses verändert. Einige bestätigen, dass bei fortschreitender Behandlung, beispielsweise nach Beginn der sog. gegengeschlechtlichen Hormonbehandlung (Meyer et al., 2020), die Symptome signifikant abnehmen (vgl. Seikowski et al., 2008).

Die folgende Übersicht in Tabelle 3 soll eine Orientierungshilfe bieten, wie im Kontext der begleitenden Psychotherapie mit psychischen Beschwerden der Betroffenen umgegangen werden kann.

Tabelle 3: Umgang mit begleitenden psychischen Symptomen

Begleitende psychische Symptome	Psychotherapeutische Implikationen
Psychische Erkrankungen, die sich *unabhängig* von der Geschlechtsinkongruenz zeigen	... bedürfen einer psychotherapeutischen Behandlung lege artis, also dem allgemein üblichen Vorgehen bei diesen Diagnosen entsprechend.
Psychische Erkrankungen, die sich als *Folge* der Geschlechtsinkongruenz zeigen	... erfordern ggfs. eine Krisenintervention, beispielsweise bei suizidalen Krisen oder starkem sozialen Rückzug. Im Allgemeinen kann jedoch hinsichtlich der Therapieplanung davon ausgegangen werden, dass diese Beschwerden sich im Verlauf deutlich verbessern oder ganz verschwinden.

Tabelle 3: Fortsetzung

Begleitende psychische Symptome	Psychotherapeutische Implikationen
Psychische Symptome, die allein auf *Passing*-Probleme zurückführbar erscheinen	... können durch eine intensive Reflexion der Wirkungsweisen der geschlechtsangleichenden Behandlungsmaßnahmen deutlich reduziert werden. Sind die Beschwerden das Resultat unerfüllter Erwartungen an die Wirkungsweisen der Behandlungsmaßnahmen, sind stützende Gespräche hilfreich. Sind die Beschwerden eine Reaktion auf vor den Behandlungsmaßnahmen bestehende Passing-Probleme, kann überlegt werden, einzelne Behandlungsmaßnahmen (wie beispielsweise eine Laserepilation bei starker Körperbehaarung) eventuell vorzuziehen. In allen Fällen sind Behandlungstechniken der akzeptanzorientierten Psychotherapie hilfreich.
Psychische Erkrankungen, die sich im *Verlauf* des Transitionsprozesses erstmals zeigen	... können Passing-Probleme betreffen (dann Vorgehen wie oben), aber auch Reaktionen auf negative Erfahrungen im Outingprozess sein (vgl. hierzu Kap. 4.4).

2.7 Die begleitende Psychotherapie

Für Transgender und non-binäre Menschen ist eine psychotherapeutische Begleitung nach wie vor eine zwingende Voraussetzung, um Zugang zu weiteren Behandlungsmaßnahmen im Verlauf des sog. Transitionsprozesses zu erhalten. Die hier behandelte begleitende Psychotherapie von Transgendern und nonbinären Menschen weicht dabei ganz wesentlich von einer regulären psychotherapeutischen Behandlung ab. Im Fokus steht grundsätzlich nicht die Heilung oder der Versuch einer Veränderung des Geschlechtserlebens, sondern die Psychotherapie versteht sich lege artis als eine Begleitung und Unterstützung im Verlauf des Transitionsprozesses. Gleichwohl bestätigen viele Untersuchungen, dass ein Großteil der Betroffenen über begleitende psychische Beschwerden berichtet. Wir haben im vorhergehenden Abschnitt diskutiert, inwieweit diese Beschwerden in einem direkten Zusammenhang mit der erlebten Geschlechtsdysphorie verstanden werden können und im weiteren Verlauf zumindest abnehmen, wenn nicht sogar vollständig remittieren.

Diesem letztgenannten Gedanken folgend, versteht sich das vorliegende Manual als eine Orientierungshilfe für die Psychotherapeutinnen und Psychotherapeuten bei der Begleitung der Betroffenen und orientiert sich an den einzelnen Schritten im Transitionsprozess, die im Folgenden erläutert werden.

2.8 Transition

Wir wollen im Folgenden unter dem Oberbegriff *Transition* den „Übergang" vom zugewiesenen oder biologischen Geschlecht hin zum identitären Geschlecht verstehen. Eine Transition in diesem Sinne kann sowohl für Transgender als „Übergang" zum „anderen" Geschlecht als auch für non-binäre Menschen als „Übergang zur Geschlechtsidentität ohne eindeutige Zuordnung zu einem der beiden Geschlechter männlich oder weiblich" betrachtet werden. Der Transitionsprozess beschreibt so verstanden die gesamte individuelle Entwicklung; Transitionsmaßnahmen sind einzelne Behandlungsmaßnahmen im Rahmen dieser individuellen Entwicklung.

2.8.1 Transitionsprozess

Folgt man den Ausführungen der BGA, so könnte der Eindruck entstehen, dass zumindest für den MDK und somit die Krankenkassen der Transitionsprozess erst mit Beginn der begleitenden Psychotherapie einsetzt (vgl. hierzu Abschnitt 2.5.2 sowie Abb. 1).

Die begleitende Psychotherapie soll demnach vor allem aus einer längeren Phase der Diagnostik bestehen und die Betroffenen bei ihren Alltagserfahrungen in der erlebten Geschlechtsidentität begleiten. Im Grunde suggeriert die BGA nach wie vor, es

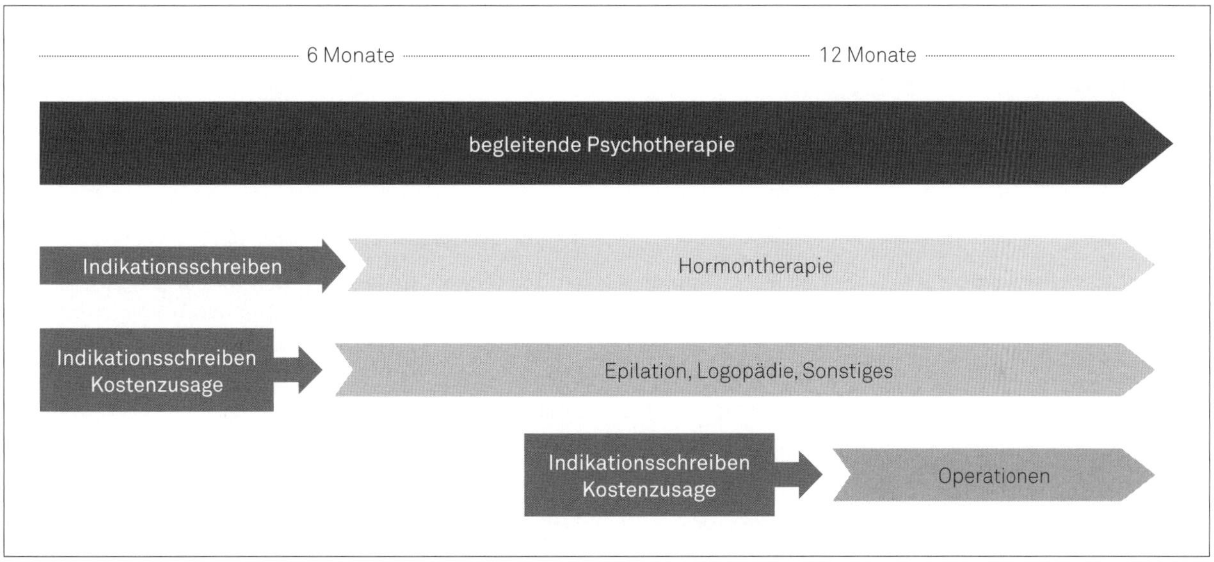

Abbildung 1: Der Transitionsprozess unter Berücksichtigung der Vorgaben der Krankenkassen

gäbe Ausschlussdiagnosen und es müsste grundsätzlich angenommen werden, dass sich die Geschlechtsidentität ändern könnte.

Dabei wird jedoch verkannt, dass nahezu alle Betroffenen bereits mit einer Klarheit über ihre Geschlechtsidentität zum Erstgespräch erscheinen, ja oftmals wegen dieser Klarheit und dem Wissen über die Notwendigkeit erst in die psychotherapeutische Sprechstunde kommen. Schließlich lebt der Großteil der Betroffenen zudem bereits lange vor Beginn der begleitenden Psychotherapie im identitären Geschlecht, verfügt also bereits über ausreichend Alltagserfahrungen. Zudem steht das von der BGA geforderte Vorgehen im Widerspruch zu verschiedenen Aspekten, auf welche wir bereits eingegangen sind, aber vor allem zum aktuellen Stand der Forschung zur Geschlechtsidentität.

Selbst wenn eine betroffene Person aufgrund individueller Bedingungen noch nicht über Alltagserfahrungen verfügt, scheint es aus unserer Sicht ethisch fraglich, beispielsweise von einer Trans-Frau mit einer starken Körperbehaarung zunächst diese Alltagserfahrung zu fordern, bevor eine Kostenzusage für eine Laserepilation erteilt wird, da die starke Körperbehaarung doch die Alltagserprobung nahezu verunmöglicht oder die betroffene Person zumindest verstärkt potenziellen Diskriminierungen aussetzt.

Selbstverständlich kann es in Einzelfällen auch sinnvoll sein, Unsicherheiten bezüglich der Geschlechtsidentität oder Fragen des Coming-out im Rahmen der begleitenden Psychotherapie zu reflektieren. In jedem Fall wird wohl in der begleitenden Psychotherapie der individuelle Transitionsprozess – zumeist rückblickend – noch einmal betrachtet. Die Übersicht in Tabelle 4 stellt einen typischen Verlauf eines solchen Transitionsprozesses dar, welcher zur ersten Orientierung herangezogen werden kann (vgl. auch Rautenberg, 2022, S. 62 ff.).

2.8.2 Transitionsmaßnahmen

Die möglichen „geschlechtsangleichenden Maßnahmen“, deren Kosten durch die Krankenversicherung übernommen werden können, sind:

- Hilfsmittel, wie Binder zum Abbinden der Brust, Perücken oder Epithesen/Prothesen,
- gegengeschlechtliche Hormonbehandlung,
- Epilationsbehandlung (Gesicht/Hände/Körper) bei Mann-zu-Frau-Transgendern,
- Mastektomie (Entfernen der weiblichen Brüste),
- Adnektomie (Entfernen von Eileitern und Eierstöcken),
- Hysterektomie (Entfernen der Gebärmutter),
- Mammaaugmentation (Brustvergrößerung, Brustaufbau),
- genitalangleichende operative Maßnahmen: Penoidaufbau oder Neovagina,
- Stimm-, Sprech- und Sprachtherapie,
- Stimmbandoperation,
- Kehlkopfkorrektur.

Tabelle 4: Typischer Verlauf eines Transitionsprozesses

Schritte im Transitionsprozess	Beschreibung
kindliche Klarheit	Betroffene berichten, dass sie bereits als Kleinkinder ein atypisches Geschlechtsrollenverhalten gezeigt haben und auf Nachfrage angaben, sie seien Angehörige des „anderen" Geschlechts bzw. haben sich selbst so wahrgenommen.
Unbeschwertheit oder Demütigung	Werden Betroffene von ihrem Umfeld als Angehörige des „anderen" Geschlechts wahrgenommen, akzeptiert und von ihren Eltern „geschlechtsneutral" erzogen, verläuft die Kindheit meist unbeschwert. Werden die Betroffenen jedoch mit ihrem Zuweisungsgeschlecht und einem erwarteten „konformen Verhalten" konfrontiert, berichten viele Betroffene, dass sie dies als Demütigung erlebt und sich sozial zurückgezogen haben. Ein akzeptierendes Umfeld gilt zudem als Schutzfaktor im Hinblick auf die Entwicklung psychischer Auffälligkeiten.
Verunsicherung	Eine zunehmende Konfrontation mit dem Zuweisungsgeschlecht, beispielsweise im sozialen Umfeld oder bei körperlichen Aktivitäten, führt zu Verunsicherung und in der Folge eventuell zu Anpassungsverhalten.
pubertäre Krise	Die präpubertäre Verunsicherung führt in nahezu allen Fällen zu einer pubertären Krise angesichts der körperlichen Entwicklung; gerade in dieser Phase nehmen begleitende psychische Erkrankungen zu oder entwickeln sich erstmals.
internes Coming-out	Spätestens ab der Pubertät und der einsetzenden körperlichen Entwicklung beginnen viele Betroffene damit, ihre Geschlechtsidentität innerlich zu klären und sich über Ursachen zu informieren. Durch Recherchen setzen sie sich erstmals mit dem Phänomen des Transgender- oder Non-binär-Seins auseinander.
Akzeptanz, Ablehnung, Verdrängung	Nicht alle Betroffenen akzeptieren ihr Transgender- oder Non-binär-Sein sofort, einige lehnen es ab, versuchen sich dem Zuweisungsgeschlecht entsprechend anzupassen, bewerten sich selbst als homosexuell und dies als mögliche Ursache ihres Leidens. Das Ausmaß oder die Varianz der Reaktionen ist stark abhängig von den Reaktionen und Erwartungen des sozialen Umfelds.
externes Coming-out	Akzeptieren die Betroffenen ihre Geschlechtsinkongruenz, beginnen sie damit, sich bei anderen Personen zu outen.
Aktivität und Information	Akzeptanz und erste Coming-out-Prozesse setzen eine zweite Phase der Suche nach Informationen in Gang. So finden viele Betroffene in dieser Phase den Weg in die begleitende Psychotherapie.
Transitionswunsch	Mit dem Wunsch nach Transition und Begleitung kommen die Betroffenen dann in die Praxis.
Transition	Im Verlauf der psychotherapeutischen Begleitung werden die einzelnen Schritte der Transition vorbereitet, eingeleitet sowie deren Wirkung reflektiert. Das Ziel der Transition legen die Betroffenen fest; dieses kann sich im Verlauf der Begleitung verändern. So gibt es einige Betroffene, die nach der endokrinologischen Behandlung keine weiteren Maßnahmen umsetzen möchten, oder andere, die zwar ihren Personenstand und Vornamen nach dem Selbstbestimmungsgesetz ändern, aber keine medizinischen Maßnahmen wünschen. Wieder andere möchten alle Möglichkeiten der medizinischen und juristischen Transition nutzen.
Erleichterung, Abschluss oder „Aktivismus"	Bereits die ersten Schritte in der Transition führen in nahezu allen Fällen zu einer Minderung des Leidensdrucks. Für viele Betroffene bildet der Abschluss der Transition nach den geschlechtsangleichenden Operationen auch einen inneren Abschluss des „Trans-Seins". Diese Gruppe der Betroffenen definiert sich selbst nicht mehr als transgender, sondern will als „Mann" oder „Frau" wahrgenommen werden, wie jede andere Cisperson auch. Andere wiederum definieren sich lebenslang als „Trans-Frauen" oder „Trans-Männer", engagieren sich in Betroffenenverbänden oder betreiben durch Internetplattformen aufklärerische Arbeit.

2.8.3 Indikationsschreiben

Wie bereits mehrfach erwähnt wurde, kommen viele Betroffene bereits zu Beginn der begleitenden Psychotherapie mit einem klar formulierten Wunsch bezüglich weiterer Transitionsmaßnahmen. Wie auch immer die weitere begleitende Psychotherapie gestaltet wird, ist es im weiteren Verlauf immer eine Aufgabe der begleitenden Psychotherapeutin bzw. des begleitenden Psychotherapeuten, die Indikation für die gewünschten Maßnahmen zu stellen. Hierzu benötigen die Betroffenen ein Indikationsschreiben. Die AWMF-S3-Leitlinie (DGfS, 2018, S. 48) formuliert die Anforderungen an ein Indikationsschreiben wie im folgenden Kasten dargestellt. In der BGA (MDS, 2020) werden weitere Informationen gefordert, die ebenfalls im folgenden Kasten dargestellt sind.

Erforderliche Angaben im Indikationsschreiben

Gemäß AWMF-S3-Leitlinie (DGfS, 2018)

1. die der Behandlung zugrunde liegende Diagnose
2. eine Aussage zu den ggfs. begleitenden psychischen Störungen
3. die jeweils empfohlene Behandlung
4. die Informiertheit über die Diagnose
5. die Informiertheit über alternative Optionen der Behandlung(en)
6. die Informiertheit über die Wirkung der geplanten Behandlung

Ergänzende Angaben gemäß BGA (MDS, 2020)

- Angaben über eine ausreichende psychosoziale Stabilität
- Einschätzung der Fähigkeit der Person zur realistischen Einschätzung der Möglichkeiten und Grenzen der geplanten Maßnahme
- Angaben zur Zweckmäßigkeit der geplanten Maßnahme
- Aussagen zu einer geplanten transitionsbegleitenden Nachsorge aus psychosozialer Sicht

2.8.4 Selbstbestimmungsgesetz: Änderung des Geschlechtseintrags und Vornamens

Im April 2024 hat der Deutsche Bundestag das sog. „Gesetz über die Selbstbestimmung in Bezug auf den Geschlechtseintrag (SBGG)", kurz: „Selbstbestimmungsgesetz" verabschiedet, welches im November 2024 in Kraft getreten ist. Transgender, intergeschlechtlichen und non-binären Menschen wird damit eine – im Vergleich zu vorherigen Regelungen – deutlich erleichterte Möglichkeit gegeben, ihren Geschlechtseintrag und ihre Vornamen ändern zu lassen (Bundesministerium für Familie, Senioren, Frauen und Jugend [BMFSFJ], 2024). Die Änderung des Geschlechtseintrags sowie des Vornamens wird nunmehr beim zuständigen Standesamt mit einer Vorlauffrist von drei Monaten beantragt. Zum Abschluss ist dann eine „Erklärung mit Eigenversicherung" abzugeben, in welcher die betroffene Person erklärt, „dass der neue Geschlechtseintrag oder die Streichung des Eintrags der eigenen Geschlechtsidentität entspricht und die Tragweite der Änderung bewusst ist" (BMFSFJ, 2024).

2.8.5 Detransition, Retransition oder „Bereuen" der Transition

Begriffsklärung: Detransition

Unter „Detransition" verstehen wir den Abbruch des Transitionsprozesses, also beispielsweise das Beenden der Hormonbehandlung sowie die Äußerung, keine weiteren Transitionsmaßnahmen, wie Operationen, zu wünschen.

Begriffsklärung: Retransition

„Retransition" meint, die bisherigen Transitionsmaßnahmen rückgängig machen zu wollen und in den früheren Zustand zurückzukehren.

Die Zahl der sog. Retransitions- oder Detransitionswünsche ist eher gering und liegt allen relevanten Studien nach im unteren einstelligen Prozentbereich (zum Überblick siehe Coleman et al., 2022). Zudem liegen die Gründe für ein „Bereuen" der Transition meist nicht einmal darin, dass die betroffene Person zu der Überzeugung gelangt, sie ist gar nicht transgender, sondern meist darin, dass ein Leben im Sinne der Geschlechtsidentität nicht gelingt (Passing-Probleme, Diskriminierung) oder aber eine tatsächlich vorhandene Non-Binärität nicht erkannt wurde (vgl. zum Überblick Turban et al., 2021).

Kapitel 3
Informationen zur Durchführung des Therapiemanuals

Das vorliegende Manual soll nach dem Baukastenprinzip ausgerichtet sein. Dabei empfiehlt es sich – je nach Vorwissensstand der Gruppenmitglieder – die ersten beiden Themenblöcke zu Beginn zu behandeln. Im Verlauf können dann die weiteren Blöcke flexibel nach Bedarf ausgewählt werden und auf die individuellen Interessen und den Leidensdruck der Betroffenen angepasst werden.

Das Manual ist für die Durchführung halboffener Gruppen vorgesehen. Es werden Interventionen, die bereits in anderen (verhaltenstherapeutischen) Behandlungsansätzen etabliert sind, mit dem Thema Geschlechtsidentität in Bezug gesetzt und es wird auf mögliche Probleme bei der Gruppendurchführung eingegangen. Zum Gruppenstart und bei Einstieg neuer Mitglieder in eine laufende Gruppe werden Übungen zum Kennenlernen und zum Aufbau der Gruppenkohäsion angeboten. Ebenso werden Interventionen zum Abschied, wenn ein Mitglied die Therapie beendet und die Gruppe verlässt, beschrieben.

3.1 Konzept und übergreifende Ziele

Das Gruppenkonzept ist auf die Arbeit mit Transgendern und non-binären Menschen ausgerichtet und soll eine unterstützende Begleitung bei der Findung der Geschlechtsidentität und im Transitionsprozess bieten. Ziel ist es, die Betroffenen mit oder ohne weitere Diagnosen in die Lage zu versetzen, ihre geschlechtsidentitätsbezogenen Probleme und den damit einhergehenden Stress besser zu bewältigen. Dazu werden bewährte Techniken der kognitiv-behavioralen Therapie vor dem Hintergrund einer ressourcenorientierten Sicht auf das Individuum aufgegriffen. Es wird besonderer Bezug zu dem oft als defizitär wahrgenommenen Selbstbild der Teilnehmenden genommen, die sich in der Gesellschaft meist als „unpassend" wahrnehmen und erleben. Dies wird einerseits im spezifischen Kontext der Geschlechtsidentität, andererseits ausdrücklich hiervon losgelöst thematisiert. Damit ist gemeint, dass jede Person mit ihren individuellen geschlechtsspezifischen Problemen und ihrem persönlichen Leidensdruck anerkannt wird, sie jedoch gleichzeitig nicht auf ihre Geschlechtsidentität reduziert wird. Es bedarf somit einer Dialektik bei der Begegnung mit den Teilnehmenden als Personen mit besonderen Merkmalen und einer ganz allgemein menschlichen Behandlung, für welche die Unterschiedlichkeit des Geschlechts irrelevant ist. Insbesondere für Personen mit begleitenden Diagnosen, aber auch für psychisch stabile Transgender und non-binäre Menschen ist es entlastend und heilsam, die Gemeinsamkeiten mit anderen Menschen zu erfahren, statt immerzu auf die Unterschiede und „Andersartigkeit" zu blicken. Dafür ist eine durchgehend entpathologisierende Haltung gegenüber der Entwicklung von Geschlechtsidentität und eine akzeptierende, nicht wertende und mitfühlende Haltung im Umgang mit sich selbst und anderen unabdinglich. Um die Komplexität und Dynamik von Geschlecht zu verdeutlichen, wird Geschlecht als „Raum" (vgl. Kap. 4.1.5) betrachtet und einzelne Aspekte von Geschlecht werden getrennt voneinander und in ihrem Zusammenhang thematisiert.

Um das Problemverständnis zu stärken und eine Reduktion der Person auf ihre Geschlechtsidentität zu vermeiden, wird daher neben dem Minority-stress-Modell (nach Meyer, 2003) vor allem das Vulnerabilitäts-Stress-Modell (nach Wittchen & Hoyer, 2011) zur Erklärung von Entstehung und Aufrechterhaltung psychischer Erkrankung herangezogen. Ergänzend zu diesem allgemein gut verständlichen Modell wird das Verständnis für eigene Wahrnehmungs-, Denk- und Verhaltensmuster durch die Erarbeitung individueller Situations- und Verhaltensanalysen gestärkt. Hier bieten sich sowohl aktuelle problematisch erlebte Erfahrungen der Teilnehmenden zur Nachbesprechung an sowie antizipierte kritische Situationen. Individuelle Therapieziele können hier integriert werden.

Das gruppentherapeutische Setting bietet sich an, um eine schnelle Entlastung durch identifizierendes und teilnehmendes Feedback zu ermöglichen sowie soziale und emotionale Kompetenzen durch Psychoedukation und praktische Übungen wie Rollenspiele zu stärken. Hierbei werden transspezifische Fragestellungen aufgegriffen, aber auch immer wieder die allgemein menschlichen Bedürfnisse und die Mechanismen menschlichen Denkens, Fühlens und Handelns betont. Dadurch sollen das Erleben von Gleichheit und Normalität zur Stärkung des Selbstwerts gefördert und das defizitorientierte Selbstbild und Erleben von „Anders-Sein" mit spezifischem Negativfokus auf die Geschlechtsidentität abgebaut werden.

Die Umsetzung der Inhalte erfolgt primär durch gemeinsame Erarbeitung und Austausch im Plenum, vereinzelt werden Arbeits- und Informationsblätter, die als Online-Material zur Verfügung stehen, unterstützend eingesetzt.

3.2 Umfang und Setting

Die Gruppentherapie orientiert sich an der im ambulanten verhaltenstherapeutischen Setting gängigen Norm von wöchentlichen Sitzungen à 100 Minuten. Da der Bedarf einer Begleitung von Transgender- und non-binären Menschen meist über einen längere Zeit andauernden Transitionsprozess hinweg gegeben ist, entwickelt sich aus einer Kurzzeittherapie oft eine Langzeittherapie von 60 oder 80 Sitzungen. Nach Durchlaufen der einzelnen Blöcke ist ein fließender Übergang von einem manualisierten Vorgehen in ein anliegenbasiertes Vorgehen möglich (siehe Marwitz, 2016). Die hier angebotene Aufteilung ist daher mehr ein Vorschlag und als Orientierungshilfe gedacht und kann je nach Kontext angepasst werden. Durch ein stärker direktives Vorgehen durch die Gruppenleitung kann die Gruppe auch im Rahmen von 12 Sitzungen als Kurzzeittherapie durchlaufen werden. Im (teil-)stationären Kontext können die Frequenz und zeitliche Dauer einer Einheit ebenso angepasst werden.

Das Manual ist auf die Durchführung im Kleingruppensetting ausgerichtet, mit drei bis neun Teilnehmenden. In der ambulanten Praxis zeigt sich immer wieder, dass die Planung einer Gruppengröße von mindestens fünf Personen empfehlenswert ist, damit ein regelmäßiges Angebot und Stattfinden der Gruppe trotz Absagen einzelner Personen gesichert ist. Fehlzeiten ergeben sich bei der Zielgruppe der Transgender und non-binären Menschen neben den üblichen krankheits- oder urlaubsbedingten Fehlzeiten u.U. auch über mehrere Wochen hinweg, wenn operative Geschlechtsangleichungen durchgeführt werden und Personen dadurch postoperativ an einer Therapieteilnahme vorübergehend verhindert sind. Um die Mindestzahl von drei Personen pro Gruppe und damit das regelmäßige Therapieangebot einhalten zu können, empfiehlt es sich, dies bei der Planung der Gruppengröße mit zu berücksichtigen.

Die Durchführung der Gruppe erfolgt in einem offenen Stuhlkreis, sodass außer einer entsprechenden Raumgestaltung und -kapazität keine besonderen Anforderungen an den Durchführungsort gestellt sind. Ein Flipchart oder Whiteboard zum Festhalten von Prozessen und Ergebnissen aus Übungen ist empfehlenswert.

Grundsätzlich kann das Programm in Form einer reinen Gruppentherapie durchgeführt werden. Die Erprobung erfolgte bisher in einem Kombinationssetting aus Einzel- und Gruppentherapie, wobei der Schwerpunkt auf der wöchentlichen Gruppentherapie lag und die Einzelsitzungen individuell nach Bedarf der Teilnehmenden und Kapazität der Therapeutin bzw. des Therapeuten zusätzlich angeboten wurden (z.B. alle drei bis vier Wochen). Dies erhöht die Flexibilität, erleichtert die Integration neuer Teilnehmenden und ermöglicht ein individuelleres Vorgehen und Eingehen auf spezifische Anliegen Einzelner. Vor allem bei Vorliegen begleitender psychischer Symptome ist dies sinnvoll (vgl. Kap. 2.6).

3.3 Standardisierter Ablauf der einzelnen Gruppensitzungen

Jede Sitzung folgt einem Ablaufschema, welches sich in drei Teilen beschreiben lässt. Der Einstieg besteht aus einer Orientierungsrunde, dann folgt der inhaltliche Hauptteil, gefolgt von einer Abschlussrunde (vgl. Marwitz, 2016).

Sollte es organisatorische Anliegen seitens der Gruppenleitenden geben, werden diese vorangestellt geklärt. Hier ist Gelegenheit, die Gruppe über allgemeine Neuigkeiten und Veränderungen zu informieren, wie etwa die Ankündigung von neuen Personen ab den folgenden Sitzungen, Urlaubszeiten; oder auch kurze Nachträge zur vergangenen Sitzung mitzuteilen sowie Einzelgesprächsbedarf zu erfragen und zu planen.

Die in jeder Sitzung stattfindende Orientierungsrunde stellt eine Art Wetterbericht dar, in der von jeder Person eine kurze Einschätzung zum aktuellen Befinden und eine Äußerung zu den Anliegen an die jeweilige Sitzung abgegeben wird. Dabei sollen die Fragen „Wie geht es mir gerade?“ und „Was hat sich seit der letzten Sitzung Therapierelevantes ereignet?“ beantwortet werden. Bei Bedarf kann dann ein Anliegen an die aktuelle Gruppensitzung ergänzt werden. Hierbei sollte eine konkrete Problemstellung in Form einer Frage oder „Überschrift“ nur kurz benannt, aber noch nicht ausführlich inhaltlich beschrieben werden. Die Orientierungsrunde dient lediglich der Sammlung von Anliegen und der Einschätzung des Befindens und sollte nicht länger als 15 Minuten Zeit in Anspruch nehmen. Je nach Anzahl und Dringlichkeit genannter Anliegen wird dann gemeinsam oder direktiv durch die Gruppenleitenden entschieden, welches Thema bzw. welche Themen im Hauptteil vertieft oder auf einen späteren Zeitpunkt vertagt werden. Ein Abweichen von der manualisierten Vorgehensweise ist im Fall einer akuten Krisenintervention vorzuziehen.

Im Anschluss an die Orientierungsrunde folgt der Hauptteil der Sitzung mit den entsprechenden Manualinhalten (vgl. Kap. 4).

Jede Sitzung schließt mit einer Abschlussrunde, für die ca. 10 Minuten Zeit eingeplant sind. Auch hier ist, wie bereits in der Orientierungsrunde, eine Äußerung jeder teilnehmenden Person zu den Fragen „Was war heute das Wichtigste für mich?“ und „Was nehme ich aus der heutigen Sitzung für mich mit?“ gefordert. Zudem besteht hier die Möglichkeit, ein Anliegen für die nächste Sitzung zu formulieren. Ziel der Abschlussrunde ist es, den individuellen Fokus auf das jeweilige Selbst zu lenken. Nicht in jeder Sitzung fühlen sich alle gleichermaßen von den Themen angesprochen, und die aktive Beteiligung variiert je nach Persönlichkeit und auch Stimmung der Einzelnen. Mit der Abschlussrunde bekommt jede teilnehmende Person noch einmal die Möglichkeit, das eigene Denken, Fühlen und Verhalten während der Sitzung zu reflektieren und sich zu verdeutlichen, dass die Therapieteilnahme dem eigenen Fortschritt und Wohlbefinden dient. Hieraus kann sich die Chance ergeben, sich für die kommende Sitzung eine aktivere Beteiligung vorzunehmen, um den eigenen Nutzen zu erhöhen. Zudem ermöglicht es den Teilnehmenden und der Gruppenleitung, eine Einschätzung darüber vorzunehmen, wie Einzelne die Sitzung erlebt haben und mit welchen Gefühlen und Gedanken sie am Ende einer Gruppensitzung gehen. Auch zurückhaltende Personen können hier ihre Aufmerksamkeit und gedankliche Mitarbeit während der Sitzung verdeutlichen und ggf. bisher stille Veränderungen mitteilen und bekommen Raum.

Sowohl die Orientierungs- als auch die Abschlussrunde kann reihum oder unsystematisch gestaltet werden. Wer dabei beginnt und weitermacht, ist der Gruppe überlassen. Wichtig ist nur, dass sich niemand in diesen beiden Teilen der Sitzung komplett enthält, um die aktive Mitarbeit und das Zugehörigkeitserleben in der Gruppe zu stärken.

3.4 Anforderungen an Therapeutinnen und Therapeuten

Das Manual richtet sich an interessierte Psychotherapeutinnen und Psychotherapeuten aller psychotherapeutischen Ausrichtungen, die bislang noch keine oder nur wenig Erfahrung mit der psychotherapeutischen Begleitung von Transgendern und non-binären Menschen gemacht haben. Darüber hinaus kann das Manual jedoch auch bereits erfahrenen Kolleginnen und Kollegen eine Anleitung bieten, die psychotherapeutische Begleitung von Betroffenen zukünftig in einem Gruppensetting umzusetzen. Es sind demnach keine besonderen Vorkenntnisse über die in diesem Band hinausgehenden Informationen zur Geschlechtsidentität oder Transition erforderlich. Therapeutinnen und Therapeuten sollen weniger den Expertisestatus auf dem Gebiet der Transsexualität erfüllen als vielmehr eine therapeutische Begleitung für die Teilnehmenden bieten, die selbst als Expertinnen und Experten für ihr Geschlechtsidentitätserleben und ihre Konflikte anerkannt werden. Eine Offenheit zur Auseinandersetzung mit der eigenen Geschlechtsidentität und dem eigenen Geschlechtsverständnis sind jedoch Grundvoraussetzung. Dies schließt insbesondere für cisidentifizierte Personen auch ein Bewusstsein über die eigenen Privilegien als nicht betroffener Mensch ein.

Gerade in der Arbeit mit Transgendern und non-binären Personen spielen Vertrauen und Misstrauen eine große Rolle, und der therapeutischen Beziehungsgestaltung sollte besondere Aufmerksamkeit geschenkt werden. Die Teilnehmenden bringen vielfach Erfahrungen von Ablehnung und Unverständnis in sozialen Beziehungen mit, der Aufbau einer vertrauensvollen Beziehung ist daher besonders wichtig. Hinzu kommt, dass Gruppenmitglieder mit negativem Selbstbild in

Therapeutinnen und Therapeuten oft idealisierte Personen sehen und dadurch das Gefühl von Minderwertigkeit oder Anderssein noch verstärkt wird. Um hier entgegenzuwirken, ist es empfehlenswert, dass die Leitenden sich an Übungen aktiv auch selbst beteiligen, eigene Schwächen und Schwierigkeiten eingestehen und hier eine Bereitschaft zur Selbstoffenbarung mitbringen. Wie groß diese ist, entscheidet jede Therapeutin bzw. jeder Therapeut für sich selbst, ein grundsätzliches Zuviel oder Zuwenig gibt es hier nicht; dies obliegt dem eigenen Wohlbefinden und therapeutischen Stil. Im Folgenden werden einige Beispiele vorgestellt, wie eine Selbstöffnung eingebracht werden kann. Dabei kann eine Entlastung durch Normalisierung und Entpathologisierung von Beschwerden und Problemen erreicht und die Universalität des Leidens jenseits von Geschlechtsidentität und -dysphorie vermittelt werden; oder es kann auch eine ressourcenorientierte Sichtweise und Sensibilisierung für positive Aspekte im Alltag unterstützt werden. Außerdem kann die Vorbildfunktion hier zur Verstärkung von Zielverhalten genutzt werden.

Beispiele für Selbstöffnung durch eine Therapeutin

Eigenes Befinden in der Orientierungsrunde äußern

- „Ich bin heute müde und etwas schlecht konzentriert, da ich nicht gut geschlafen habe."
- „Ich bin gerade gut gelaunt, weil eben auf dem Weg zur Praxis die Sonne so schön geschienen hat und es Frühling wird."

Aktive Teilnahme an einem Rollenspiel

- „Ich übernehme heute mal den Gegenpart, wenn es niemand machen möchte, obwohl ich mich natürlich auch lieber drücken würde – Rollenspiele sind für mich immer noch unangenehm, obwohl ich das schon so oft gemacht habe."

Eingeständnis von Unwissen und Unsicherheit bei inhaltlichen (transspezifischen) Fragen

- „Das ist neu für mich, da muss ich mich erst informieren."
- „Mit dieser Frage habe ich nicht gerechnet, da bin ich offen gestanden erstmal überfragt."

Rückmeldung zu Alltagserfahrungen mit Bezug zu bereits behandelten Themen

- „Gestern habe ich an unser Rollenspiel zum Thema Konfliktgespräch gedacht und mich dabei ertappt, dass mir mehrere Du-Botschaften in einem Streit mit einer Freundin rausgerutscht sind. Ich habe dann später nochmal angerufen und mich dafür entschuldigt."
- „Ich habe letzte Woche auch Positivtagebuch geführt und kann aus eigener Erfahrung sagen, dass es von Tag zu Tag leichter fällt und eine schöne Erfahrung ist."

Erfahrungen in der Durchführung von Gruppentherapien sind hilfreich; das manualisierte Vorgehen ermöglicht jedoch auch unerfahrenen Therapeutinnen und Therapeuten die Umsetzung. Die Erprobung des Manuals erfolgte in der Umsetzung durch nur jeweils eine Person. Wenn möglich, ist eine Durchführung zu zweit sicherlich begrüßenswert, da hier mehr Flexibilität und individuelles Eingehen auf Einzelne möglich ist. Vor allem in Krisensituationen kann dann eine Eins-zu-eins-Betreuung erfolgen, indem das betroffene Gruppenmitglied mit einer leitenden Person die Gruppe kurz verlässt und mit der Restgruppe im Thema fortgefahren werden kann. Auch ist eine Durchführung im Team entlastend, da nicht Inhalt, Befindlichkeiten und strukturelle Bedingungen von einer Person allein berücksichtigt werden müssen. Beim co-therapeutischen Arbeiten ist jedoch eine enge Abstimmung und klare Aufgabenverteilung erforderlich. Bei einem manualisierten Vorgehen wie dem hier angebotenen ist dies in Form abwechselnder aktiver und passiver Rollen von Sitzung zu Sitzung oder auch in einer vorab festgelegten Übernahme einzelner Übungen oder Aufgaben möglich.

3.5 Anforderungen an die Teilnehmenden

Die Anforderungen an die Teilnehmenden bestehen im Wesentlichen in den grundsätzlichen Voraussetzungen zur Teilnahme an einer Gruppentherapie. Dies beinhaltet einen ausreichenden Grad der Beeinträchtigung, der eine Psychotherapie rechtfertigt bzw. das Vorliegen von Kriterien zur Erfüllung einer Diagnose. Allgemein muss eine für das ambulante gruppentherapeutische Setting ausreichende psychopathologische Stabilität gegeben sein (Ausschluss: akute Suizidalität, schwere emotional-instabile Zustände oder schwere Depression, Psychosen). Ausreichende kognitive und sprachliche Fähigkeiten sind für ein Gruppenprogramm Voraussetzung, da Betroffene sonst nicht folgen oder sich aktiv einbringen und damit nicht entsprechend profitieren können. Auch eine allgemeine soziale Zumutbarkeit (Ausschluss: Aggressivität, Feindseligkeit, Distanzminderung o.Ä., ausgeprägt mangelnde Körperhygiene), Offenheit für Gruppentherapie und die zeitliche Kapazität zur regelmäßigen Teilnahme sind notwendige Bedingungen aufseiten der Teilnehmenden. Sind diese Indikationen nicht gegeben, sollten in den Sprechstunden oder probatorischen Sitzungen Alternativen wie Einzeltherapie aufgezeigt und die Gründe hierfür offen und transparent kommuniziert werden.

Weiter muss die Bereitschaft zur aktiven Mitarbeit und schriftlichen Einwilligung in die Verschwiegenheit sowie ein wertschätzender Umgang miteinander durch die Teilnehmenden eingehalten werden (vgl. Kap. 3.6 sowie Abschnitt 4.1.2 [Gruppenregeln]).

Bestimmte Diagnosen und Differenzialdiagnosen sind kein zwingendes Ein- oder Ausschlusskriterium. Die Teilnehmenden sollten jedoch das Grundanliegen teilen, sich mit der eigenen Geschlechtsidentität auseinandersetzen zu wollen, und diesbezüglich einen Leidensdruck erleben, sodass sie die Kriterien der Störung der Geschlechtsidentität (F64.0) oder sonstigen Störung der Geschlechtsidentität (F64.8) erfüllen. Häufige weitere Störungsbilder sind vor allem aus dem Bereich der affektiven Störungen vertreten, insbesondere depressive Erkrankungen sowie Angststörungen, vor allem Soziale Phobie.

Bei Vorliegen mehrerer Diagnosen sollte eine genaue Prüfung der Indikation zur Teilnahme erfolgen und gemeinsam mit der betroffenen Person sollten die Möglichkeiten und Grenzen des Gruppensettings besprochen werden (vgl. Kap. 3.6)

3.6 Vorbereitung auf die Gruppenteilnahme und begleitende Einzeltherapie

Vor Gruppenstart finden psychotherapeutische Sprechstunden und probatorische Sitzungen statt, die im Einzelkontakt durchgeführt werden und neben dem Beziehungsaufbau der Indikationsprüfung, Diagnostik und Vorbereitung auf die Gruppentherapie dienen. Hier wird über formale Rahmenbedingungen informiert, über das Therapiesetting aufgeklärt und das Commitment geprüft. Im Rahmen eines Therapievertrags sollte hier auch die schriftliche und ausdrückliche Erklärung zur Verschwiegenheit in Bezug auf die anderen Teilnehmenden der Gruppe festgehalten werden. Je nachdem, ob es sich um die Neugründung einer Gruppe oder um die Integration einer einzelnen Person in eine bereits bestehende Gruppe handelt, unterscheidet sich diese Phase in Inhalt und Umfang, wie im Weiteren erläutert wird.

Bei einer Gruppenneugründung genügt es, in den vorbereitenden Einzelsitzungen die Indikation und das allgemeine Funktionsniveau sowie die Motivation der Teilnehmenden zu prüfen, die Diagnostik durchzuführen und über die Diagnose aufzuklären. Die Anliegen der Person und Erwartungen werden erfragt und bei vorhandenen Begleitdiagnosen sollte besprochen werden, dass die Behandlung in der Gruppe schwerpunktmäßig Themen der Geschlechtsidentität behandelt. Weitere Therapieziele, die sich auf komorbide Störungen beziehen, können dann für die begleitende Einzeltherapie festgelegt werden. Dies richtet sich je nach Kapazität und Konzept der Leitenden. Seit Oktober 2021 dürfen probatorische Sitzungen bereits in der Gruppe durchgeführt werden, sodass ein schneller Gruppenstart möglich ist. Dies wird erfahrungsgemäß von den meisten Personen auch gerne in Anspruch genommen, da der Wunsch nach Austausch mit anderen nicht cisgeschlechtlichen Menschen und die Neugier auf die Gruppe meist hoch ist. Gruppenregeln, Aufbau von Problem- und Krankheitsbewusstsein sowie Konkretisierung der individuellen Therapieziele können dann gemeinsam in der Gruppe erarbeitet werden (vgl. Kap. 4.1: Block I).

Besteht bereits eine Gruppe und eine Person steigt im Verlauf mit ein, dienen die vorbereitenden Einzelkontakte dem gleichen Zweck und verlaufen zunächst entsprechend. Ergänzend werden die Gruppenregeln im Einzelkontakt psychoedukativ vermittelt und die individuellen Therapieziele konkretisiert. Grundsätzlich ist zu jedem Zeitpunkt im Verlauf des Programms ein Einstieg in die Gruppe möglich. Ist eine Gruppe in der Behandlung der Themenblöcke bereits weit fortgeschritten, wenn eine neue Person hinzustößt, können die bereits besprochenen Inhalte wiederholt werden. Die Gruppe kann dann die Vermittlung der Inhalte weitgehend übernehmen und dem neuen Mitglied näherbringen. Dabei profitieren alle auf unterschiedliche Weise: Die neue Person kann von den Erfahrungen und dem Wissen der anderen lernen und den Kenntnisstand aufholen. Die erfahreneren Personen können ihr eigenes Verständnis überprüfen und festigen sowie sich ihrer Fortschritte bewusst werden. Sie gewinnen an Selbstvertrauen und können in der Rolle als positives Modell Erfolgserfahrungen machen, in dem sie anderen helfen. Gleichzeitig stärkt dies die Gruppenkohäsion und verdeutlicht die Kompetenzen und Expertise der einzelnen Personen, wenn diese die therapeutische Rolle und Arbeit „übernehmen".

Die begleitende Einzeltherapie erfolgt in keinem streng definierten Umfang und ist keine Voraussetzung für die Durchführung des Gruppenprogramms. Den Teilnehmenden gegenüber sollten zu Beginn der Therapie die Möglichkeiten und Grenzen von Einzelgesprächen zusätzlich zur wöchentlichen Gruppentherapie transparent kommuniziert werden. Entscheidend dafür, ob dieses Angebot überhaupt gemacht und in welcher Häufigkeit und Frequenz dies umgesetzt wird, ist eine Frage von Kapazität und Präferenz zur Gestaltung der Therapie. Die meisten Personen ohne komorbide Diagnosen profitieren in der bisherigen Erprobung des Programms ausreichend von der Gruppe und haben darüber hinaus keine weiteren Anliegen. Bei vorhandenen weiteren behandlungsbedürftigen psychischen Störungen ist eine begleitende Einzeltherapie indiziert. Die Trennung geschlechts- und identitätsspezifischer Anliegen in der Gruppe von weiteren Therapiezielen im Einzelkontakt ist nach vorheriger Absprache mit der betreffenden Person in aller Regel gut umsetzbar.

Kapitel 4

Das Therapiemanual – Beschreibung der einzelnen Themenblöcke

Tabelle 5 bietet eine kurze Übersicht der in diesem Programm vorgesehenen Themenblöcke. In den weiteren Kapiteln werden diese einzeln ausführlich vorgestellt bezüglich ihrer zeitlichen Gestaltung, ihren Zielen und Inhalten sowie angewendeter Methoden und Interventionen zu deren Umsetzung. Diese Übersicht über alle Themenblöcke und Inhalte findet sich auch als Arbeitsblatt bei den Online-Materialien.

Tabelle 5: Überblick über die Themenblöcke des Manuals

Themenblock	Inhalte	Kapitel
I: Gruppenstart	• ressourcenorientiertes Kennenlernen • Gruppenregeln • Aufbau von Gruppenkohäsion • Problemaktualisierung • Ziel- und Anliegenklärung • Geschlechtsbegriff, Geschlechts- und Identitätsmodelle	4.1
II: Psychische Krankheit und Gesundheit	• Krankheitsverständnis und -modelle • Störungsverständnis mit Bezug zu Geschlechtsidentität	4.2
III: Ressourcenaktivierung und -aufbau	• allgemeine Strategien zur Verbesserung der Selbstfürsorge • Stimmungsstabilisierung • Stärkung sozialer Beziehungen • Verbesserung der allgemeinen Lebensqualität	4.3
IV: Transition	• Coming-out • Psychoedukation • medizinische und juristische Transitionsmaßnahmen • Hilfsmittel und Passing • Umgang mit Unsicherheiten • Ambivalenzen • Möglichkeiten und Grenzen von Transitionsmaßnahmen • Unterstützung bei informierter Entscheidungsfindung	4.4
V: Emotionen	• Stärkung emotionaler Kompetenzen und Emotionsregulationsstrategien mit besonderem Bezug zu Angst, Scham, Ärger und Anspannungsregulation	4.5

Tabelle 5: Fortsetzung

Themenblock	Inhalte	Kapitel
VI: Selbstwert	• Verständnis von Entstehung und Aufrechterhaltung des Selbstwerts • Strategien zur Stärkung und Stabilisierung des Selbstwerts • Aufbau von Selbstbehauptungsfähigkeit, Selbstwirksamkeitserwartung und selbstsicherem Verhalten im Umgang mit Konflikten • Stärkung sozialer Kompetenzen	4.6
VII: Körperbild	• Konzept der „Body Neutrality“ • Akzeptanz des eigenen Körpers • Strategien zur Reduktion von Körperschemastörungen und Aufbau einer realistischen Selbstwahrnehmung	4.7
VIII: Abschluss	• Therapieende • Abschied • Rückfallprophylaxe • Ausblick	4.8

4.1 Themenblock I: Gruppenstart

Übergeordnete Inhalte und Ziele

- ressourcenorientiertes Kennenlernen
- Gruppenregeln
- Aufbau von Gruppenkohäsion
- Problemaktualisierung
- Ziel- und Anliegenklärung
- Geschlechtsbegriff, Geschlechts- und Identitätsmodelle

Ablauf und Interventionen	Ziele	Materialien
Ressourcenorientiertes Kennenlernen: • Aufstellungsübung zum Kennenlernen • positives Fantasieren • Orientierungsrunde/Selbstvorstellung	• Kontaktaufbau, Beziehungsgestaltung • Ressourcenaktivierung • Aufbau von Gruppenkohäsion	• freier Platz zum Bewegen im Raum • Papier und Stifte
Erarbeitung von Gruppenregeln	• Schaffung günstiger Ausgangsbedingungen • Bildung vertrauensvoller Arbeitsatmosphäre	• Flipchart/Whiteboard • Arbeitsblatt 1: Unsere Gruppenregeln
Problemaktualisierung, Ziel- und Anliegenklärung: • Übung *Unvollständige Sätze ergänzen* • Therapieziele festlegen	• Problemaktualisierung • Anliegenklärung • Entlastung durch Identifikation mit anderen • Vertrauensbildung	• Arbeitsblatt 2: Meine Anliegen • Arbeitsblatt 3: Meine Therapieziele
Auseinandersetzung mit dem Begriff „Geschlecht“: • Brainstorming/Mindmapping	• Begriffsklärung • Schaffung eines einheitlichen Verständnisses • Würdigung der Individualität und des Facettenreichtums von Geschlecht • Problemfokussierung	• Flipchart/Whiteboard • verschiedenfarbige Stifte
Modelle von Geschlecht und Geschlechtsidentität: • Übung *Die Genderbread-Person* • Übung *Der Geschlechtsraum* (Tetralemma) • Übung *Meine Geschlechtsidentität im Lebensverlauf*	• Selbstreflexion • (Problem-)Konfrontation mit der eigenen Identität • Aufzeigen der Komplexität und Variabilität von Geschlecht • Förderung und Stärkung von Selbstbestimmung und Individualität • Normalisierung und Entpathologisierung von Transidentität und Non-Binarität als Varianten der Geschlechtsidentitätsentwicklung • Emotionsaktivierung • Erleben und Ausdrücken von Geschlecht • Stärkung der Selbstbestimmung und Individualität • Unterstützung der Identitätsfindung und -klärung	• Arbeitsblatt 4: Die Genderbread-Person: Geschlechtsidentität – ich definiere mich … • freier Platz zum Bewegen im Raum • vier leere Blätter zum Beschriften • Arbeitsblatt 5: Meine Geschlechtsidentität im Lebensverlauf

Der erste Block des Gruppenprogramms dient dem ressourcenorientierten Kennenlernen der Teilnehmenden untereinander und damit dem Aufbau von Gruppenkohäsion. Zudem sollen die Gruppenregeln erarbeitet und eine Ziel- und Anliegenklärung ermöglicht werden. Dabei findet automatisch auch eine erste Problemaktualisierung statt. Weiter soll eine Auseinandersetzung mit dem Begriff „Geschlecht" und mit Geschlechtsmodellen erfolgen. Der Ablauf der einzelnen Sitzungen folgt dem nun beschriebenen Vorgehen, was je nach Gruppengröße und Aktivität der Teilnehmenden in einer oder aufgeteilt in mehreren Sitzungen umgesetzt werden kann.

4.1.1 Ressourcenorientiertes Kennenlernen

Aufstellungsübung

Zum Gruppenbeginn wird in der ersten Sitzung eine Kennenlernübung durchgeführt, in der die Teilnehmenden miteinander ins Gespräch kommen müssen. Hierbei handelt es sich um eine *Aufstellungsübung*, bei der dazu aufgefordert wird, dass sich alle nach einem bestimmten Merkmal in der richtigen Reihenfolge nebeneinander positionieren. Die Aufgabenstellung kann z. B. lauten, sich nach der Größe des Lieblingstieres, der Entfernung zum Wohnort, dem Alter oder auch dem Anfangsbuchstaben des Vornamens zu sortieren. Es sollten mehrere Durchgänge mit verschiedenen Merkmalen durchgeführt werden. Nach den ersten Durchgängen, in denen die Gruppenleitung das Merkmal vorgeben sollte, kann die Auswahl weiterer Merkmale an die Gruppe selbst abgegeben werden, um die aktive Mitarbeit zu verstärken und auch die individuellen Interessen unter- und aneinander aufzugreifen. Die therapeutische Aufgabe besteht hier im Wesentlichen in der Strukturierung und darauf zu achten, dass unproblematische und eher neutrale Merkmale ausgewählt werden, da diese Übung noch nicht der Problemaktualisierung, sondern dem unverfänglichen Kennenlernen dienen soll.

Positives Fantasieren

Nach diesem auflockernden Einstieg, bei dem die Personen sich im Raum bewegt haben, folgt eine weitere Übung, die vom Platz aus umgesetzt wird. Beim *positiven Fantasieren* (Ubben & Lohmann, 2006, siehe Marwitz, 2016) stellt die Gruppe über jede einzelne Person Hypothesen auf. Dabei wird bei einer freiwilligen Person begonnen, die zunächst nur zuhören soll. Die restliche Gruppe formuliert Annahmen über deren Hobbys, Interessen, Fähigkeiten, Stärken und Ressourcen. Sind einige Punkte zusammengekommen, wird zur nächsten Person übergegangen. Wichtig ist hier eine klare Instruktion, dass ausschließlich wohlwollende, wertschätzende und positive Hypothesen formuliert werden dürfen. Das Vorgehen entspricht einer Art Brainstorming, wobei die jeweils betroffene Person dazu aufgefordert ist, zunächst nichts zu kommentieren, sich aber das Gesagte stichpunktartig mitzuschreiben, um im Anschluss darauf Bezug nehmen zu können.

Dies erleichtert im zweiten Durchlauf die Selbstvorstellung in der Gruppe anhand der Notizen, sodass die Annahmen der anderen bestätigt oder korrigiert werden können. Bevor Bezug zu den Notizen genommen wird, wird die jeweilige Person dazu aufgefordert, ihren Namen und persönliche Pronomen zu nennen. Auch wenn dies bereits in der Aufstellungsübung geschehen ist, erleichtert hier eine Wiederholung das Einprägen der Namen. Geäußerte Annahmen, die nicht kommentiert werden möchten, dürfen hier ausdrücklich übersprungen werden („Wenn Sie zu einer der Behauptungen nichts sagen möchten, lassen Sie den Punkt einfach aus. Wir konnten uns ohnehin nicht alles merken."). Zurückhaltenden Personen erleichtert diese Übung, etwas über sich zu sagen, ohne selbst entscheiden zu müssen, was von Interesse sein könnte. Extravertierten, offenen Personen kommt diese Übung naturgemäß entgehen. Diese berichten bei der Auflösung der Fremdannahmen zudem gern ergänzende Informationen über sich, was wiederum das gegenseitige Vertrauen stärkt.

Diese Übung nimmt je nach Gruppengröße unterschiedlich viel Zeit in Anspruch und kann durch zeitliche Vorgaben begrenzt werden (z. B. max. 5 Minuten pro Person zum Fantasieren). Andersherum kann es in zurückhaltenden Gruppen zu langem Schweigen kommen. Bei ausbleibender aktiver Beteiligung kann sich die Gruppenleitung in die Übung einbringen; ebenfalls Fantasien äußern und somit Anregungen für weitere Ideen geben. Denkbare Inhalte für die Formulierung positiver Annahmen sind das Lieblingsessen, das liebste Urlaubsziel oder die Lieblingsjahreszeit einer Person. Weitere Beispiele gibt der folgende Kasten.

Anregungen für positive Annahmen

- „Ich denke, Sie trinken lieber Tee als Kaffee."
- „Ich glaube, Sie haben einen guten Orientierungssinn."
- „Sie können gut mit Tieren umgehen und haben ein Haustier."
- „Sie machen gerne Musik und spielen mindestens ein Instrument."

Einstieg einer Person in eine laufende Gruppe

Beim Einstieg einer Einzelperson in eine bereits bestehende Gruppe kann das Formulieren positiver Annahmen auch nur für das neue Gruppenmitglied umgesetzt werden, da alle anderen die Übung bereits kennen. Mit der Zeit gewinnen die Teilnehmenden erfahrungsgemäß immer mehr Ideen für Hypothesen und trauen sich immer mehr, persönliche Interessen auf der Suche nach Gemeinsamkeiten auf diese Art zu erfragen und damit ein persönliches Kennenlernen zu erleichtern. Damit die neue Person auch etwas über die anderen erfährt, sollte im Anschluss eine *Selbstvorstellungsrunde* folgen, in welcher die Teilnehmenden auf folgende Punkte eingehen sollen, bevor sie ihr tagesaktuelles Befinden und mögliche Anliegen benennen (vgl. Abschnitt „Orientierungsrunde"):

- Name und Pronomen,
- Dauer der bisherigen Gruppenteilnahme,
- benennen von drei persönlichen Kraftquellen und wichtigen Ressourcen oder Interessen.

Das neue Gruppenmitglied bekommt anschließend noch einmal die Gelegenheit, Rückfragen an einzelne Personen oder die Gruppe als Ganzes zu stellen. Damit ist das gegenseitige ressourcenorientierte Kennenlernen zunächst abgeschlossen und es kann mit dem regulären Gruppengeschehen fortgefahren werden.

Orientierungsrunde

Als Ritual zu Beginn jeder Gruppensitzung wird eine allgemeine Orientierungsrunde etabliert. Dabei benennt jedes Gruppenmitglied sein tagesaktuelles Befinden und mögliche Anliegen. Steigt ein neues Mitglied in die Gruppe ein, kann die Orientierungsrunde in die Selbstvorstellungsrunde (vgl. vorheriger Abschnitt) integriert werden.

4.1.2 Erarbeitung von Gruppenregeln

Nach dem Kennenlernen bekommen die Teilnehmenden zunächst ein paar Minuten Zeit, sich Gedanken über ihre Erwartungen und Bedingungen zum Miteinander in der Gruppe zu machen. Anschließend werden die Überlegungen in der Gruppe gesammelt und die genannten Inhalte werden stichpunktartig auf dem Flipchart oder Whiteboard notiert. In einer darauf folgenden Diskussion werden diese dann gemeinsam zu Sätzen ausformuliert. Die Gruppenregeln werden nach allseitiger Zustimmung durch Abfotografieren oder Abschreiben festgehalten und in Form eines Handouts für alle zur Verfügung gestellt. Nach Marwitz (2016) sollten für eine konstruktive Gruppenarbeit bestimmte Aspekte in den Regeln aufgegriffen werden, die im folgenden Kasten beschrieben werden. Diese Punkte sind auch auf Arbeitsblatt 1 (Unsere Gruppenregeln) zusammengefasst, welches (ggf. zusätzlich) an die Teilnehmenden als Handout ausgegeben werden kann.

Wesentliche Aspekte für Gruppenregeln (nach Marwitz, 2016)

1. Verschwiegenheit (alles, was in der Gruppe besprochen wird, bleibt in der Gruppe)
2. Wertschätzender Umgang (achtsamer und respektvoller Umgang, gegenseitiges Engagement, konstruktive Kritik äußern, Wertungen vermeiden)
3. Bezug zum eigenen Erleben (von sich selbst und den eigenen Gedanken und Gefühlen sprechen, „ich" statt „man")
4. Eigenverantwortung (jede Person ist für sich selbst verantwortlich und dafür, einen Nutzen aus der Stunde zu ziehen; dazu gehört auch, persönliche Grenzen aufzuzeigen – die anderen sind ebenso für sich verantwortlich)
5. Aktive Mitarbeit:
   a) Orientierungsrunde („Wie geht es mir gerade?", „Was beschäftigt mich aktuell am meisten?", „Wird das heute oder später Gruppenthema?")
   b) Abschlussrunde („Was war heute das Wichtigste für mich?", „Was nehme ich aus der heutigen Sitzung für mich mit?", „Habe ich ein Thema für die nächste Sitzung?")

Wenn nach dem Kennenlernen keine Zeit mehr in der Sitzung gegeben ist, um die Regeln wie beschrieben gemeinsam zu erarbeiten, können diese auch als Hausaufgabe vorbereitet und dann in der Folgesitzung besprochen werden.

4.1.3 Problemaktualisierung, Ziel- und Anliegenklärung

Der nun folgende Teil des ersten Blocks dient weiterhin dem gegenseitigen Kennenlernen, nun jedoch weniger auf die Ressourcen- als vielmehr auf die Problemebene bezogen. Er erfordert Selbstöffnung und Mut der Teilnehmenden, um den noch wenig bekannten anderen Gruppenmitgliedern die persönlichen Probleme und den empfundenen Leidensdruck anzuvertrauen. Dies sollte berücksichtigt werden; und

Zurückhaltung bei den Teilnehmenden sollte ihnen wertschätzend und validierend zurückgemeldet werden. Gleichzeitig sollte durch Aufzeigen der Chancen und des Nutzens für die konstruktive Zusammenarbeit und dem daraus resultierenden persönlichen Fortschritt jede Person in der Gruppe zum offenen Austausch motiviert werden. Dies wird durch die Übung *Unvollständige Sätze ergänzen* in Anlehnung an Marwitz (2016) umgesetzt, wobei auch dies je nach zeitlicher Kapazität in Stillarbeit während der Sitzung oder als Hausaufgabe bis zur Folgesitzung vorbereitet werden kann. Die Teilnehmenden sollen dabei auf Arbeitsblatt 2 (Meine Anliegen) folgende Satzanfänge ergänzen und so ihre persönlichen Schwierigkeiten und Probleme formulieren:

- Ich bin hier, weil ...
- Ich leide darunter, dass ...
- Begonnen hat das durch/mit ...
- Besonders schlimm ist es für mich, wenn ...
- Es geht mir besser, wenn ...
- Mit Hilfe der Therapie möchte ich erreichen, dass ...

Die Vorstellung im Plenum sollte als freiwillig, aber lohnenswert ankündigt werden. Sollte in der Nachbesprechung der Übung niemand die eigenen Sätze vorlesen wollen, kann mit der Gruppe gemeinsam besprochen werden, wie damit umgegangen werden soll. Möglich wäre hier, dass die Sätze von der Therapeutin oder dem Therapeuten vorgelesen werden, sodass eine Zuordnung zu einzelnen Personen zunächst unterbunden wird, oder dass sich die Gruppe darauf verständigt, dass sich alle beteiligen und der Reihe nach vorgelesen wird. Alternativ können auch Kleingruppen gebildet werden, die sich zunächst untereinander austauschen, bevor ein Austausch mit der Gesamtgruppe erfolgt.

Aus dieser Übung werden – ausgehend vom letzten Satzanfang – *individuelle Therapieziele* abgeleitet (vgl. Arbeitsblatt 3: Meine Therapieziele). Aufgabe der Therapeutin oder des Therapeuten ist es hierbei, die benannten Ziele auf bestimmte Kriterien (siehe unten) zu überprüfen, hierzu Rückmeldung zu geben und die Ziele ggf. mit der betreffenden Person anzupassen: Ist das Ziel ...

- konkret/spezifisch,
- überprüfbar/messbar,
- erstrebenswert/attraktiv,
- möglich/realistisch,
- zeitlich festgelegt/terminiert?

Nach dem ressourcen- und problemorientierten Kennenlernen und einer durch die letzte Übung erfolgten Problemaktualisierung folgt eine Auseinandersetzung mit dem Geschlechtsbegriff.

4.1.4 Auseinandersetzung mit dem Begriff „Geschlecht“

Die Gruppe wird zunächst zu einem *Brainstorming* zum Begriff „Geschlecht“ aufgefordert, wobei die Äußerungen auf dem Whiteboard mitgeschrieben werden. Anregende Fragen hierzu könnten sein:

- „Was verbinden Sie mit dem Wort Geschlecht?“
- „Was bedeutet Geschlecht für Sie?“
- „Woran denken Sie, wenn Sie den Begriff Geschlecht hören?“

Im Anschluss werden die genannten Punkte geclustert, indem entweder bereits genannte Begriffe als Oberbegriffe herausgestellt oder aber neue Worte als Oberbegriff ergänzt werden. Zusammengefasst werden erfahrungsgemäß meist biologische oder physische Merkmale, gesellschaftliche oder ausdrucksbezogene Faktoren sowie gefühlte oder innere Aspekte von Geschlecht. Ergänzend kann der Vorschlag gemacht werden, die sexuelle Orientierung als Abgrenzung von Geschlecht als weitere Oberkategorie zu definieren.

Optional: Wenn nicht so viel Zeit zur Verfügung steht, kann die Übung zeitlich verkürzt werden, indem beim Aufschreiben direkt die Clusterbildung durch die Gruppenleitung vorgenommen wird. Am Whiteboard entsteht dann eine geordnete *Mindmap* anstelle eines zunächst ungeordneten Brainstorming-Ergebnisses.

Abbildung 2 zeigt ein Beispiel des Ergebnisses einer solchen Gruppenübung inklusive der Markierung der von der Gruppe gewählten Oberbegriffe. Zusätzlich wurde hier das Wort „Spektrum“ markiert, da sich alle anderen genannten Merkmale jeweils auf einem solchen beschreiben lassen. Wenn dies nicht von der Gruppe bei dieser Übung derart herausgearbeitet wird, kann die nächste Übung dazu dienen. An dieser Stelle steht zunächst im Fokus, die Komplexität von Geschlecht herauszuarbeiten und aufzuzeigen. Mit der darauffolgenden Übung geht es weiter darum, die Individualität von Geschlecht zu würdigen und das Facettenreichtum durch verschiedene Ausprägungsstärken jedes einzelnen Merkmals zu normalisieren.

Alternativ oder ergänzend können auch Impulsfragen zum Einsatz kommen, wie sie z. B. bei Scholz (2023) zu finden sind: „Die Geschlechtsidentität ist von außen nicht erkennbar. Stimmt das?“, „Geschlecht ist vielfältig. Stimmt das?" oder „Geschlechtsidentität und sexuelle Orientierung hängen nicht zusammen, sind fluide und lassen alle Varianten zu. Stimmt das?“.

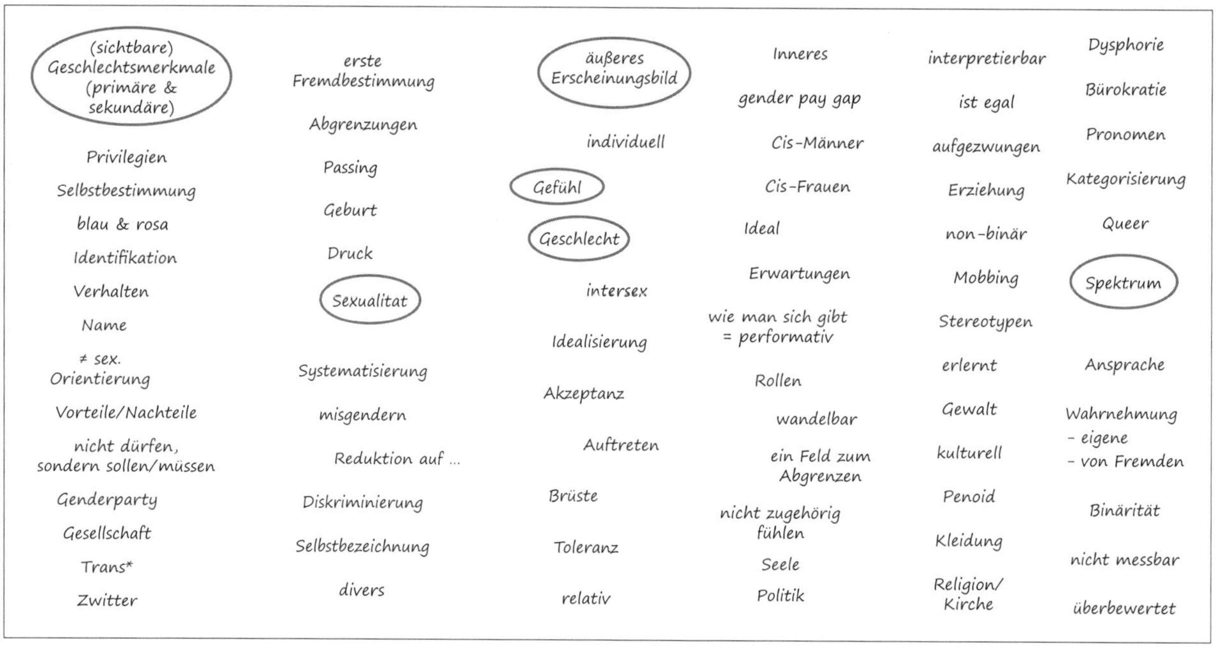

Abbildung 2: Beispielhaftes Ergebnis des Brainstormings zum Geschlechtsbegriff

4.1.5 Modelle von Geschlecht und Geschlechtsidentität

Die Genderbread-Person

Es folgt die Übung *Die Genderbread-Person*, die entweder in Stillarbeit in der Gruppe erfolgen oder als Hausaufgabe bis zur nächsten Sitzung mitgegeben werden kann. Die sog. *Genderbread-Person* wurde ursprünglich von Sam Killerman (n.d.) entwickelt und verdeutlicht die verschiedenen Aspekte von Geschlecht und deren Unterschiede anhand einer Lebkuchenfigur (gingerbread; daher der Name „genderbread"). Mithilfe dieser Figur werden vier Aspekte von Geschlecht unterschieden und jeweils durch ein Symbol gekennzeichnet:

- *Geschlechtsidentität (Gehirn):* Wie man sich in seiner eigenen Vorstellung, im Erleben und Fühlen beschreibt und sich nach eigenem persönlichem Verständnis von Geschlecht definiert.
- *Sexuelle Orientierung (Herz):* Die individuelle romantische und erotische Ausrichtung – wovon man sich angezogen fühlt.
- *Biologisches/zugewiesenes Geschlecht (Transgender-Symbol):* Das bei der Geburt zugewiesene Geschlecht, die körperlichen Geschlechtsmerkmale.
- *Geschlechtsausdruck und -präsentation (gesamte Figur):* Die individuelle äußere Erscheinung (Styling, Kleidung, Verhalten, Namen und Pronomen) im Sinne der gesellschaftlichen Erwartungen.

Inzwischen gibt es viele verschiedene Versionen der Genderbread-Figur; auf Arbeitsblatt 4 (Die Genderbread-Person: Geschlechtsidentität – ich definiere mich ...) ist eine eigene Version dargestellt. Seite 1 des Arbeitsblattes 4 zeigt zunächst die Genderbread-Person mit den Beschreibungen der vier oben genannten Aspekte der Geschlechtsidentität. Auf Seite 2 sollen die Teilnehmenden dann ihr persönliches Verständnis und Erleben ihrer Geschlechtlichkeit beschreiben. Zudem soll jeder Aspekt hinsichtlich des eigenen Erlebens auf den Dimensionen „weiblich", „männlich" und „divers" eingeschätzt werden (Seite 3 des Arbeitsblattes). Abbildung 3 zeigt ein Beispiel. Mit dieser Übung sollen die Teilnehmenden einen differenzierten Blick auf den Begriff „Geschlecht" richten und sich mit der eigenen Geschlechtsidentität auseinandersetzen sowie leichter darüber mit den anderen ins Gespräch kommen können. Individuelle Erlebensweisen und persönliche Bedeutungen von Geschlecht können somit herausgearbeitet werden.

Mit der anschließenden Vorstellung der persönlichen Genderbread-Person und dem Austausch darüber wird das Therapieziel verfolgt, die eigene Identität zu klären und die Selbstakzeptanz zu stärken. An dieser Stelle sollte die Selbstauskunft einer Person über ihre Geschlechtsidentität als einzig valides Kriterium betont und die Individualität des Ausdrucks dieser Identität als persönliche Entscheidung verstärkt werden. Hier erfolgt demnach nicht bloß die Erarbeitung

Arbeitsblatt 4 (Seite 2/3)

Die Genderbread-Person: Geschlechtsidentität – ich definiere mich … (nach Killerman, n.d.)

Beschreiben Sie nun Ihr persönliches Verständnis und Erleben Ihrer Geschlechtlichkeit.

Geschlechtsausdruck und -präsentation:

Ich habe mir einen männlichen Vornamen ausgesucht und spreche über mich selbst mit männlichen Pronomen. Meinen Style habe ich inzwischen stark verändert. Ich kleide mich maskulin, gehe in den Barber-shop, um mir meine Haare machen zu lassen, und habe mir einen männlichen Gang angewöhnt. Wenn ich sitze, dann nie mit überschlagenen Beinen. Meine Brüste binde ich ab und ich versuche, meine Rundungen durch weite Kleidung und große Muster zu kaschieren, was mir meist auch ganz gut gelingt. Nur wenn ich spreche, reagieren die Leute oft irritiert, weil meine Stimme noch weiblich klingt. Das wird sich aber bald durch die Hormone ändern.

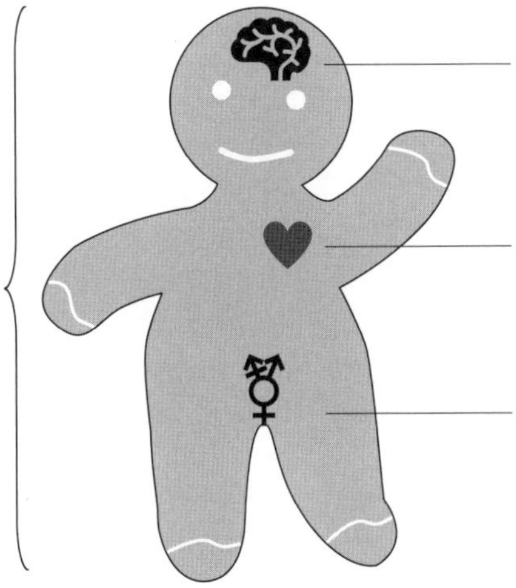

Geschlechtsidentität:

Ich fühle mich männlich. Ich bin ein Mann, da bin ich mir ganz sicher. Früher habe ich mich als Junge erlebt, jetzt bezeichne ich mich eben als Mann.

Sexuelle Orientierung:

Ich habe eine Beziehung zu einer Frau und fühle mich sowohl romantisch als auch sexuell zu Frauen hingezogen. Ich bin also hetero – weil ich mich ja als Mann erlebe.

Biologisches/zugewiesenes Geschlecht: *Bei Geburt wurde mir das weibliche Geschlecht zugewiesen. Körperlich habe ich (noch) viele weibliche Merkmale, wie Brüste und Vagina. Mein Körper sieht vielleicht nicht so typisch männlich aus, aber ich betrachte ihn als „Übergangs-körper". Ich werde ihn meinem Erleben weiter anpas-sen durch verschiedene Transitionsmaßnahmen, die ich z.T. schon durch Hormone begonnen habe. Mein Bart-wuchs ist inzwischen ein männliches Körpermerkmal.*

Arbeitsblatt 4 (Seite 3/3)

Die Genderbread-Person: Geschlechtsidentität – ich definiere mich … (nach Killerman, n.d.)

Alle einzelnen Aspekte von Geschlecht können dimensional betrachtet werden. Wo sehen Sie sich auf den jeweiligen Dimensionen „weiblich" und „männlich" und ggf. „divers"? Markieren Sie diese Stelle mit einem Punkt auf dem jeweiligen Pfeil. Je weiter links (∅ = nicht vorhanden), desto weniger vorhanden wird die „weibliche", „männliche" bzw. „diverse" Ausprägung erlebt. Je weiter rechts, desto stärker wird die „weibliche", „männliche" bzw. „diverse" Ausprägung erlebt.

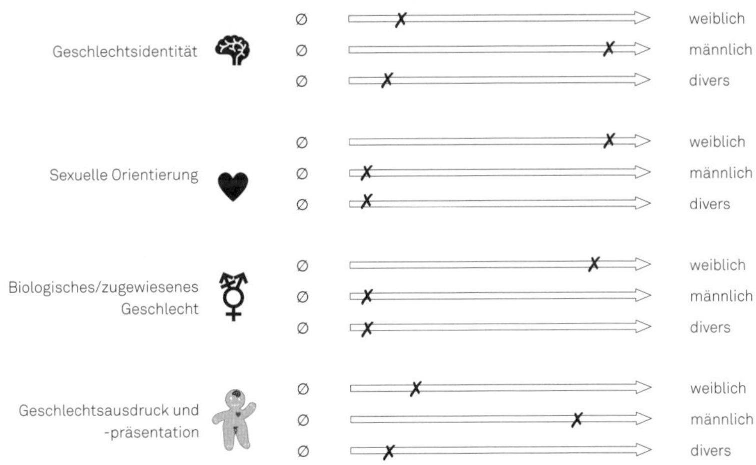

Abbildung 3: Beispiel für die Beschreibung der eigenen Geschlechtsidentität anhand der Genderbread-Person (Arbeitsblatt 4)

eines Modells zur Geschlechtlichkeit, sondern auch ein wichtiger Teil der Selbstwertarbeit, was Anliegen vieler Transgender und non-binärer Personen ist.

Der Geschlechtsraum

Ein weiteres Modell zum Verständnis von Geschlechtsidentität kann durch eine Aufstellungsübung, das *Tetralemma* (Sparrer & von Kibéd, 2009), erarbeitet werden. Die Übung eignet sich als emotionsaktivierende Technik, um Unsicherheiten in Entscheidungsschwierigkeiten und Ambivalenzen zu bearbeiten, und wird hier adaptiert, um die eigene Geschlechtsidentität darstellbar zu machen. Hierbei können auch Unsicherheiten identifiziert sowie eine Möglichkeit geboten werden, die eigene Identität auf nicht sprachliche Weise zum Ausdruck zu bringen.

Für die Übung werden vier Bögen Papier bereitgehalten, die beschriftet sind mit „das eine", „das andere", „beides", „keins" und möglichst weit auseinander im Quadrat im Raum ausgelegt werden. Die Gruppe erarbeitet nun gemeinsam jeweilige Definitionen, die sich auf die Geschlechtsidentität beziehen. Beispiele hierfür könnten sein: „das Eine=weiblich", „das Andere=männlich", „beides=genderfluid", „keins=nonbinär". Alternativen könnten aber genauso gut lauten: „das Eine=cisgeschlechtlich", „das Andere=transgeschlechtlich", „beides=mehrere", „keins=nicht geschlechtlich". Hier gibt es kein Richtig oder Falsch. Entscheidend ist, dass die Gruppe hierüber in den Austausch kommt und erneut erfährt, dass Geschlechtsidentität individuell ist und jede Person ihren eigenen Raum dafür finden und in Anspruch nehmen darf. Nach Festlegung der einzelnen Definitionen können sich die Teilnehmenden im Raum ihren Platz suchen und sich dort positionieren. Diejenigen, die ihren Platz schnell und sicher finden, können dann den anderen erklären, warum sie sich genau dort hingestellt haben. Für diejenigen, die sich unsicher sind, wird die Möglichkeit angeboten, verschiedene Positionen zu erproben und dort jeweils in sich hineinzuspüren, ob sie sich dort als passend erleben oder sich doch zu einer anderen Ecke hingezogen fühlen. Unsicherheiten sollten hier ausdrücklich validiert werden, und es sollte auch die Möglichkeit angeboten werden, sich irgendwo zwischen den vier Blättern zu positionieren und die Abstände jeweils so zu wählen, dass es sich persönlich „gut" anfühlt.

Variante: Eine weniger emotionale und damit weniger konfrontative Möglichkeit der Umsetzung besteht in der grafischen Darstellung des „Geschlechtsraums" am Whiteboard. Dazu werden zwei sich in der Mitte der Tafel orthogonal kreuzende Linien gezeichnet, die jeweils mit einer Pfeilspitze am Ende versehen sind, um so die dimensionale Betrachtung zu verdeutlichen. An die Pfeilspitzen werden die gewählten Begriffe geschrieben und die Einordnung in einen der vier Quadranten kann dann vom Sitzplatz aus beschrieben werden.

Welchen Nutzen ein theoretisches persönliches Geschlechtsmodell in der persönlichen Alltagserfahrung haben könnte, mag zunächst nicht direkt ersichtlich sein. Praktisch anschaulich wird es aber anhand einer sehr alltäglichen realen Situation: dem Besuch einer typischen öffentlichen Toilette mit zwei getrennten Räumen für „Frauen" und „Männer". Diese Situation stellt für viele Transgender und non-binäre Personen eine verletzende Erfahrung dar und erzeugt das Erleben, nicht in die gesellschaftlichen Konventionen zu passen. Eine oft gewünschte „Tür in der Mitte" ist jedoch ebenfalls nur dimensional gedacht. Wie durch die o.g. Modelle herausgearbeitet, ist Geschlecht jedoch viel mehr, eben ein ganzer „Raum". Steht nun eine nicht cisgeschlechtliche Person vor solchen zwei binär gedachten Toilettentüren, kann sie entsprechend der Genderbread-Person selbst entscheiden, wie sie die Abbildungen interpretieren möchte: bezogen auf die körperlichen Merkmale, die persönlich gefühlte Geschlechtsidentität oder eben jenen Aspekt von Geschlecht, den sie in der einen oder anderen Türbeschriftung für sich als passend erkennen kann. Nonbinäre Transpersonen könnten dann zur Bewertung gelangen, dass *beide* Türen und damit *beide* Toiletten für sie passend sind statt *keine* der beiden. Manchmal bietet sogar die Psychotherapiepraxis eine Möglichkeit zur Erprobung hierfür und kann als Übungsplatz genutzt werden, die Toilette zu benutzen, die der persönlichen Bewertung entsprechend „richtig" ist, um so die eigene „gute Lösung" zu finden.

Auch ist hier Gelegenheit, Akzeptanz zu üben bezogen auf Merkmale im Außen, die nicht der eigenen Kontrolle und Gestaltung unterliegen. Bei genauerer Betrachtung ist ein Entscheidungs- und Handlungsspielraum gegeben in der Auswahl der eigenen Reaktion auf „unpassende" äußere Bedingungen: akzeptieren und eine individuelle Lösung finden oder gehen und die Situation verlassen. Um akzeptieren und bleiben zu können, haben sich Dankbarkeit und der Fokus auf Subbereiche, die als gut empfunden werden, als hilfreich erwiesen. Zum Beispiel ist hier der Therapieraum in der Praxis und der Therapieplatz zu nennen. Weiterhin gilt es auch, das Vorhandensein von Stereotypen allgemein zu akzeptieren, statt damit zu hadern, dass es sie gibt. Eine feindselige Haltung gegenüber Stereotypen führt schließlich nicht zu deren plötzlichem Verschwinden. Lohnenswerter kann es sein, sie als hilfreich zu betrachten;

machen sie doch die Welt verstehbar und einfacher und sind somit menschlich und in vielen Bereichen wertvoll, wenn sie zutreffen. Dort, wo sie nicht zutreffen, ist die bloße Existenz der Abweichung bereits eine Veränderung des Stereotypen; einfach dadurch, dass es sie gibt. Verdeutlicht werden kann dies erfahrungsgemäß durch die einfache Frage:

> „Was ist nun aussagekräftiger und stimmt mehr: zwei Formen aus Plastik an den Türen oder Sie als Mensch, der davorsteht?!“

Meine Geschlechtsidentität im Lebensverlauf

Nachdem Facettenreichtum und Individualität von Geschlecht herausgearbeitet wurden, wird in der folgenden Übung *Meine Geschlechtsidentität im Lebensverlauf* die Variabilität und Veränderbarkeit über die Zeit thematisiert. In Stillarbeit erstellt jedes Gruppenmitglied mithilfe von Arbeitsblatt 5 (Meine Geschlechtsidentität im Lebensverlauf, vgl. Abb. 4) ein Verlaufsdiagramm, in dem anhand von unterschiedlichen Lebenslinien folgende Entwicklungen über die bisherige Lebensspanne dargestellt werden sollen:

- eigene Geschlechtsidentität,
- Geschlechtsausdruck,
- körperliche Geschlechtsmerkmale,
- individuelles Belastungserleben.

Die y-Achse kann dabei für jede Linie individuell skaliert werden; die einfachste Möglichkeit stellt die Einteilung auf einem Kontinuum mit den Extrempolen „männlich“ und „weiblich“ dar. Das Belastungserleben kann prozentual von 0 bis 100 oder wie in der Abbildung 4 von gering bis hoch abgebildet werden.

Der in Abbildung 4 dargestellte Lebenslauf zeigt ein häufig zu beobachtendes Beispiel für das Erleben einer binär-transmaskulinen Person: Das Geschlechtsidentitätserleben (obere durchgezogene Linie) spielt in der frühen Kindheit oft keine Rolle, Kinder entwickeln erst ab einem bestimmten Alter ein Geschlechtsidentitätsbewusstsein, was sich auch ab diesem Zeitpunkt ausbildet und dann ab der Pubertät konstant verläuft. Der Geschlechtsausdruck (mittlere durchgezogene Linie) verändert sich zeitgleich mit dem geschlechtlichen Identitätsbewusstsein, anfangs oft schwankend auf-

Arbeitsblatt 5

Meine Geschlechtsidentität im Lebensverlauf

Zeichnen Sie den zeitlichen Verlauf der Entwicklung Ihrer Geschlechtsidentität, Ihres Geschlechtsausdrucks und Ihrer körperlichen Geschlechtsmerkmale mit jeweils einer Linie unten ein. Für jede Linie kann eine eigene Farbe verwendet werden. Mit einer weiteren Farbe kann der Leidensdruck und erlebte psychische Symptomatik eingezeichnet werden.

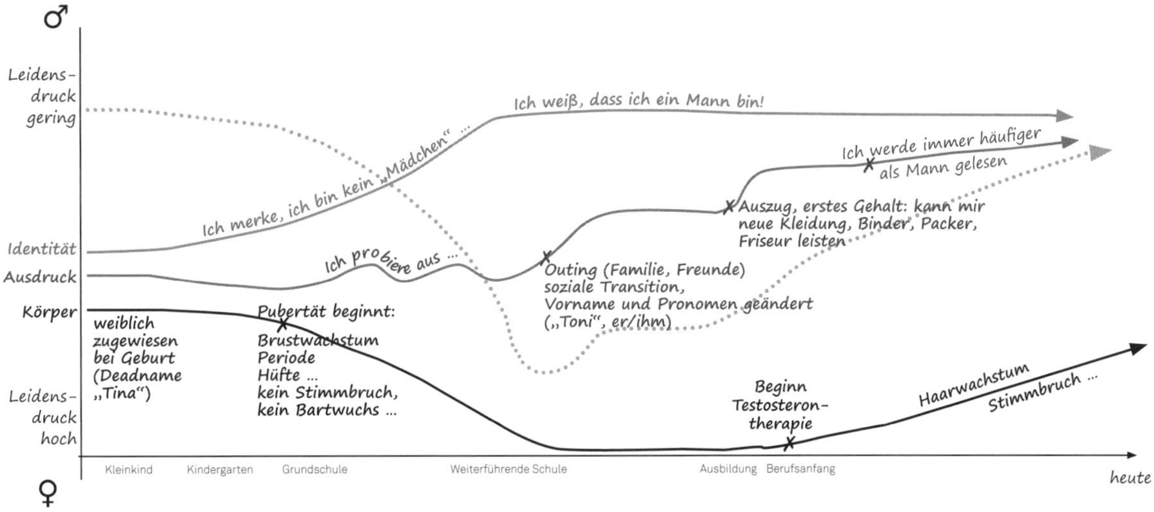

Abbildung 4: Beispiel für einen individuellen Lebenslauf (Arbeitsblatt 5)

grund einer Ambivalenz und innerer Konflikte: auf Versuche der Anpassung an das bei Geburt zugewiesene Geschlecht aufgrund von Zugehörigkeitswünschen und der Suche nach Sicherheit folgen Phasen der Auslebung des Identitätsgeschlechts und des Autonomiebedürfnisses. Manchmal wechselt der Geschlechtsausdruck aufgrund dessen mehrfach, bis er sich im Verlauf zunehmend deutlich „männlich" zeigt. Der stufenhafte Anstieg verdeutlicht die verschiedenen Transitionsschritte (soziale Transition [Coming-out, wie eine Person über sich spricht, mit welchen Pronomen und Vornamen], äußeres Erscheinungsbild [Kleidung, Styling, Kaschieren oder Betonen bestimmter Körpermerkmale]), was auch oft im Zusammenhang mit neuen Lebensabschnitten wie einem Umzug in eine neue Umgebung oder durch die Zunahme von Ressourcen bedingt ist. Die körperlichen Merkmale (untere Linie) mit Veränderungen primärer und sekundärer Geschlechtsmerkmale (durch die Pubertät und später Hormontherapie und/oder chirurgische Maßnahmen) zeigen zunächst eine Entwicklung in Richtung des bei Geburt zugewiesenen weiblichen Geschlechts und dann einen entgegengesetzten Verlauf in Richtung des männlichen Identitätsgeschlechts durch den Beginn medizinischer Transitionsmaßnahmen. Der Leidensdruck (gepunktete Linie) verläuft zunächst entgegen dem Geschlechtsidentitätsbewusstsein und steigt erst mit dem Erleben „anders zu sein", einhergehend mit typischen Symptomen des Minoritätenstresses. Outing und Veränderungen des Geschlechtsausdrucks in Richtung des Identitätsgeschlechts beeinflussen je nach Reaktionen des Umfelds das Belastungserleben in eine günstige oder ungünstige Weise, hier im Beispiel ist eine Entlastung dargestellt, die auf die positiven Erfahrungen nach dem Outing und ein zunehmend gutes Passing zurückgeführt werden kann.

Im anschließenden Austausch sollten insbesondere bestimmte Life-Events herausgearbeitet werden, die eine Veränderung der einzelnen Aspekte ausgelöst haben, wie z. B. Coming-in oder Coming-out, bestimmte prägende zwischenmenschliche Erfahrungen wie etwa verletzende Aussagen oder Verhalten anderer.

Begriffsklärung: Coming-in

Mit Coming-in ist das Sich-selbst-bewusst-Sein bzw. Sich-selbst-Eingestehen der eigenen Geschlechtsidentität gemeint.

Auch ein Aus- oder Umzug, das Erlangen wirtschaftlicher Unabhängigkeit vom Elternhaus und damit eine plötzliche Veränderung von Ressourcen wie sozialen Kontakten oder finanziellen Mitteln sollten hier thematisiert werden, um Geschlecht als fluides und selbstbestimmtes Konzept zu verdeutlichen. Das Ausprobieren von verschiedenen Ausdrucksweisen oder Anpassungsprozessen sollte hier validiert und normalisiert werden, ebenso wie die Wertschätzung von Unsicherheiten als Teil des Prozesses. Auf keinen Fall sollte eine Festlegung oder Sicherheit im eigenen Identitätsgeschlechtserleben erzwungen, sondern mögliche Veränderungen über die Lebenszeit sollten gewürdigt werden. Die Diskussion und der validierende Austausch, in dem oft eine Entlastung durch Identifikationsfeedback geschieht, soll der Ressourcenstärkung dienen und die Vielzahl gesunder Ich-Funktionen und Resilienzen bewusst machen. Dies gelingt erfahrungsgemäß besonders gut am Beispiel des Coming-in und -out, da dies bedeutet, sich selbst als abweichend zu erkennen und auch so präsentieren und die Gefahr der Ablehnung in Kauf zu nehmen und damit Mut für Selbstakzeptanz zu beweisen.

Durch die separate Darstellung des psychischen Leidensdrucks in einer weiteren Lebenslinie soll hier verdeutlicht werden, dass die Entwicklung der Geschlechtsidentität mit all ihren damit zusammenhängenden Veränderungen eine Belastung darstellen kann, die sich in einer psychischen Störung äußern kann, dies aber nicht immer der Fall sein muss. Diese Übung dient damit auch dem Übergang zum zweiten Block, der sich mit Krankheit befasst und Transidentität und Non-Binarität in Bezug zu psychischen Störungen setzt.

4.2 Themenblock II: Psychische Krankheit und Gesundheit

Übergeordnete Inhalte und Ziele		
• Krankheitsverständnis und -modelle • Störungsverständnis mit Bezug zu Geschlechtsidentität		
Ablauf und Interventionen	**Ziele**	**Materialien**
Erklärungsmodelle psychischer Belastung und Erkrankung: • Psychoedukation: Vulnerabilitäts-Stress-Modell • individuelles Störungs-/Erklärungsmodell	• Aufbau eines allgemeinen Krankheitsverständnisses psychischer Störungen • Aufzeigen der Universalität des Leides • Erarbeitung eines individuellen Krankheitsmodells • Entlastung durch Verständnis über die eigene Symptomatik • Aufbau von Veränderungszuversicht und Selbstwirksamkeitserwartung • Stärkung von Veränderungsmotivation	• Flipchart/Whiteboard • Arbeitsblatt 6: Mein individuelles Erklärungsmodell
Modell psychischer Belastung mit Bezug zu Geschlechtsidentität: • Psychoedukation: Minoritäten-Stress-Modell	• Erweiterung des individuellen Krankheitsverständnisses • Auseinandersetzung mit Möglichkeiten der eigenen Einflussnahme auf die psychische Gesundheit • Ableitung von kognitiven Interventionen, Ressourcenstärkung und Aufbau sozialer Unterstützung als Therapieziele • Erfahrungsaustausch, Identifikationsfeedback • Entlastung durch Identifikation mit anderen • Auseinandersetzung mit persönlichen Bedürfnissen (mit Bezug zu Transitionsmaßnahmen)	• Flipchart/Whiteboard

Während im ersten Block der Fokus auf der Normalisierung und Entpathologisierung von Varianten der Geschlechtsidentität gelegt und die Komplexität und Variabilität von Geschlecht losgelöst von psychischen Störungen betrachtet wurde, folgt im zweiten Block eine Auseinandersetzung mit der Entstehung und Aufrechterhaltung psychischer Belastung und Krankheit. Die letzte Übung aus dem ersten Block hat hierfür bereits eine Überleitung geschaffen, indem auch das Belastungserleben als gesonderte Linie in den Lebenslauf mit eingezeichnet wurde (vgl. Abb. 4). Zusammenhänge und Unabhängigkeiten sollen in der Folge hinterfragt und soweit möglich geklärt werden.

4.2.1 Erklärungsmodelle psychischer Belastung und Erkrankung

Zunächst wird mit der Erarbeitung des *Vulnerabilitäts-Stress-Modells* nach Wittchen und Hoyer (2011) als allgemeines Modell zur Entstehung psychischer Erkrankung ein grundlegendes Krankheitsverständnis vermittelt. Durch Psychoedukation und geleitetes Entdecken werden die einzelnen Elemente wie individuelle Belastungsgrenze, alltägliche Stressoren und kritische Lebensereignisse sowie Symptome als Zeichen von Krankheit erarbeitet (vgl. Abb. 5). Hierbei

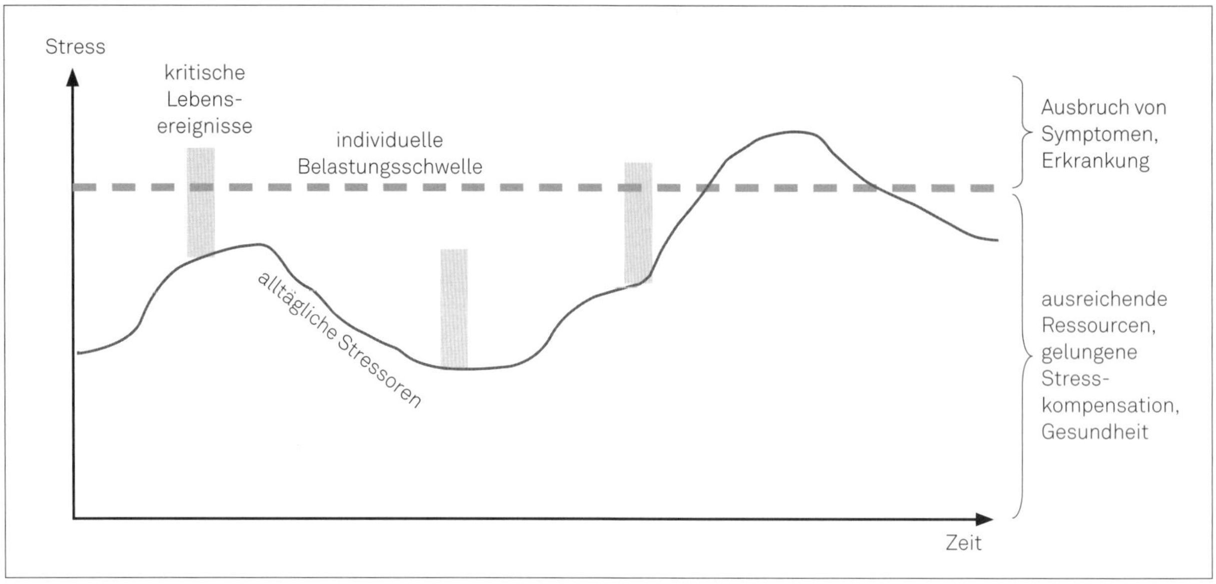

Abbildung 5: Vulnerabilitäts-Stress-Modell

sollte der individuelle Bezug zu den Teilnehmenden hergestellt werden, indem nach persönlichen Stressoren und (fehlenden) Strategien im Umgang damit gefragt wird.

Die Erarbeitung eines *individuellen Störungs-/Erklärungsmodells* kann im Anschluss in Stillarbeit oder als Hausaufgabe mithilfe des Arbeitsblattes 6 (Mein individuelles Erklärungsmodell; vgl. Abb. 6) erarbeitet werden.

Den Teilnehmenden soll am Ende dieser Einheit deutlich geworden sein, dass:

- ... Stress universell ist, d.h. jeder Mensch unabhängig von der Geschlechtsidentität damit konfrontiert und nur bis zu einem gewissen Grad stressresistent ist.
- ... Stress individuell ist, d.h. Stressoren von jeder Person unterschiedlich erlebt werden, durch subjektive Wahrnehmung und Verarbeitung.
- ... die Überschreitung der Schwelle dadurch erkennbar ist, dass sich Symptome und Leidensdruck entwickeln.
- ... nicht die Höhe der eigenen Belastungsschwelle allein, als vielmehr der Umgang mit den Stressoren entscheidend dafür ist, ob eine Person erkrankt. Dieser Umgang ist multifaktoriell bedingt und abhängig von biologischen Merkmalen, situativen und Umweltbedingungen sowie früheren Lernerfahrungen und Prägungen.

Als Ausblick auf die weiteren Inhalte der Gruppentherapie und zum Aufbau von Veränderungszuversicht und Therapiemotivation sollte abschließend vermittelt werden, dass:

- ... durch Erlernen von Stressbewältigungsstrategien wie dem Aufbau sozialer und emotionaler Kompetenzen, Fördern von Genuss- und Entspannungsfähigkeit sowie durch neue Erfahrungen die eigene Reaktion auf Stress verändert werden kann.
- ... dies mittels Veränderung von Gedanken und Verhalten erreicht werden kann und damit – zumindest zum Teil – im eigenen Kontrollbereich liegt.

4.2.2 Modell psychischer Belastung mit Bezug zu Geschlechtsidentität

Als nächstes kann dann mit dem *Minoritäten-Stress-Modell* (nach Meyer, 2003; vgl. Abb. 7) ein Modell angeboten werden, das versucht, den Stress und damit die psychische Belastung speziell von Transgender- und non-binären Personen zu erklären. Da dieses Modell etwas komplexer ist, empfiehlt es sich, zunächst rein psychoedukativ vorzugehen und das Modell am Whiteboard aufzuzeichnen und zu erklären. Anschließend wird die Gruppe nach ihren Gedanken dazu befragt, das persönliche Wiedererkennen und Einordnen im Modell erfragt und auch zu Kritik daran aufgefordert:

„Was finden Sie gut an dem Modell, wo passt es zu Ihrem eigenen Erleben?“

„Was stört Sie daran, was finden Sie nicht gut?”

Um das Modell leichter zu verstehen, kann zunächst der obere Teil erarbeitet und mit dem Vulnerabilitäts-

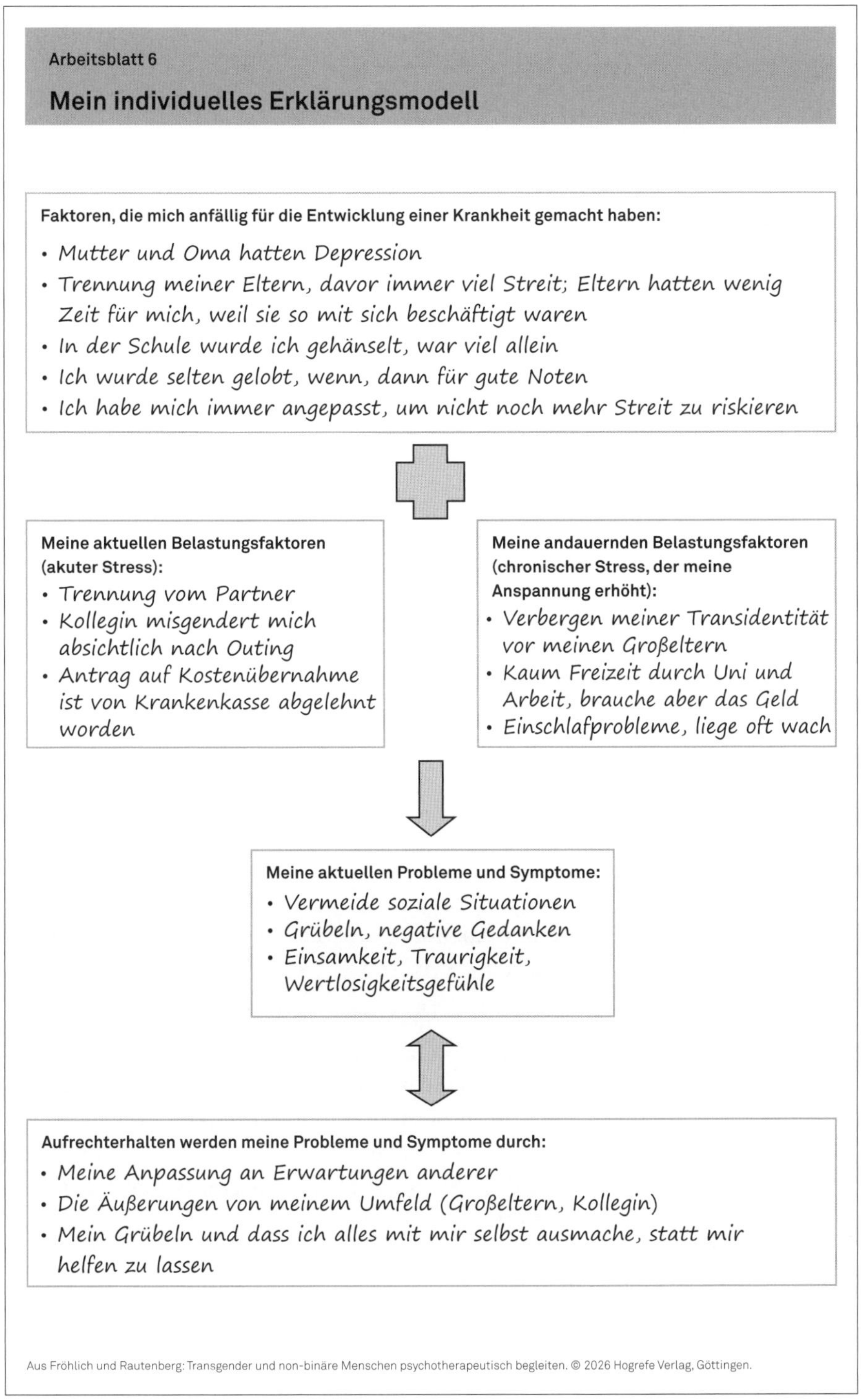

Abbildung 6: Beispiel für ein individuelles Erklärungsmodell (Arbeitsblatt 6)

Stress-Modell gleichgesetzt werden, da sich hier die Variablen „Umweltbedingungen", „allgemeine Stressoren" und „Auswirkungen auf die psychische Gesundheit" wiederfinden. Die Variablen, die den Begriff „Minorität" enthalten, können als spezifische Ergänzungen verstanden werden, um die besonderen Bedingungen von Transgendern und non-binären Menschen zu beschreiben und mit der Gruppe zu diskutieren. Die Faktoren „Minoritätenstatus" (sexuelle Orientierung, ethnische Herkunft, Geschlecht) und der „Minoritätenstress in Form von distalen Stressoren" (die sich aufgrund von Vorurteilen ergeben, wie z. B. Diskriminierung und Gewalt) in der Mitte des Modells unterscheiden sich von den unteren, restlichen dreien insofern, als dass sie außerhalb der Person und damit weniger im eigenen Kontrollbereich liegen. Die „Minoritätenidentität" (Identifikation als z. B. schwul, lesbisch, transgender), der „Minoritätenstress in Form von proximalen Stressoren" (Erwartung und Angst vor Ablehnung und Zurückweisung, Verheimlichung und Anpassungsversuche, internalisierte Homofeindlichkeit) und „Charakteristika der Mino-

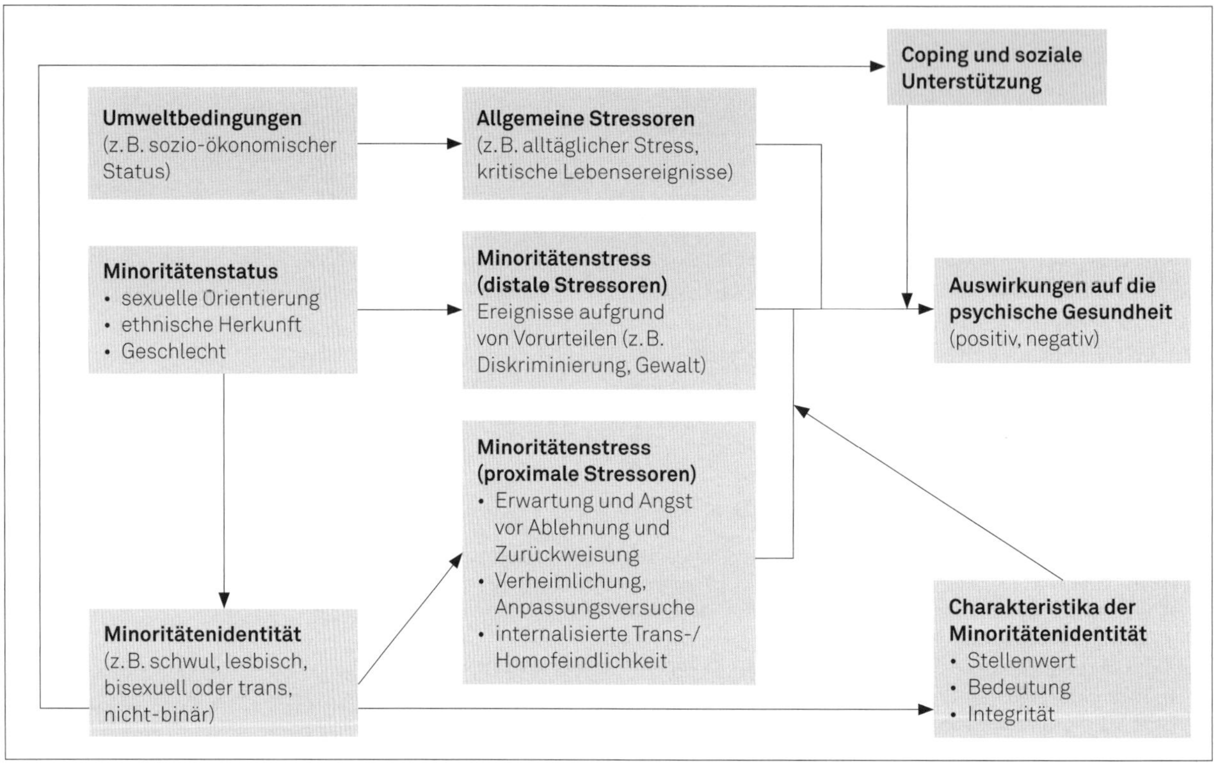

Abbildung 7: Minoritäten-Stress-Modell nach Meyer (2003, 2015)

ritätenidentität“ (Stellenwert, Bedeutung, Identität) hingegen liegen in der Person selbst und damit auch mehr in der eigenen Kontrolle und im Bereich der Veränderung. Daraus ergeben sich Implikationen für die weitere Behandlung, auf die hier ein Ausblick gegeben werden sollte, um für die weitere Therapie zu motivieren und eine Veränderungszuversicht zu stärken.

Der proximale Minoritätenstress kann durch Überprüfung und Veränderung von negativen Gedanken und Annahmen (Erwartung und Angst vor Ablehnung und Zurückweisung) reduziert werden. Durch eine kognitive Umstrukturierung können neue, positive und mutmachende Gedanken erarbeitet werden. Damit werden korrigierende und verstärkende Erfahrungen gefördert, wodurch wiederum stressverstärkende Gedanken abgebaut werden, was dann günstigen Einfluss auf das Outcome hat. Um der Gruppe dies zu veranschaulichen, kann folgendes Beispiel beschrieben werden:

„Stellen Sie sich vor, der bisherige automatische negative Gedanke als Reaktion bei einer ausbleibenden Antwort auf eine gestellte Frage war: ‚Die haben kein Interesse an mir, ich bin nicht wichtig.‘ Dann würde die Person vermutlich sehr unsicher sein, traurig und sich zurückziehen. Können Sie sich aber vorstellen, dass es auch eine alternative Erklärung geben könnte, wie z. B. akustische Probleme? Dann wäre eine andere und weitaus weniger belastende Annahme wie ‚Ich bin vielleicht nicht gehört worden‘ ja viel treffender.

Wenn die Person dieser Annahme folgt, kann sie die Frage noch einmal wiederholen und hat die Chance, eine Antwort zu bekommen. Damit hat sie dann eine positive Erfahrung gemacht, die ihr auch in ähnlichen anderen Situationen helfen kann, sich weniger zu sorgen und unsichere Gedanken zu haben.“

Ein weiterer Diskussionsansatz im Bereich der proximalen Stressoren ist der Unterpunkt „Verheimlichung, Anpassungsversuche“. Hier können die Teilnehmenden zunächst zu ihren eigenen Erfahrungen befragt werden und so in den Austausch über die erlebten positiven wie negativen Konsequenzen kommen. Zu hören, dass auch andere ihre wahre Geschlechtsidentität (zeitweise) verheimlicht und unterdrückt haben, kann entlastend sein.

Merke

Betroffene profitieren erfahrungsgemäß von der Rückmeldung, dass eine Anpassung an explizite oder implizite Erwartungen anderer menschlich ist und das soziale Miteinander natürlicherweise prägt. Angst vor negativen Reaktionen des Umfelds und eine daraus resultierende Unterdrückung eigener Bedürfnisse, um sich der sozialen Vergleichsgruppe zugehörig zu fühlen und sich vor Ablehnung zu schützen, sollte also zunächst ausdrücklich validiert werden. Positive Konsequenzen wie Zuwendung, Zugehörigkeit und auch das Ausbleiben von unangenehmen Erfahrungen wie Abwertung und Angegriffenwerden sind hier als verstärkende Faktoren zu nennen. Das Verbergen von abweichenden persönlichen Bedürfnissen und auch der eigenen Geschlechtsidentität durch die Anpassung an geschlechtsbezogene Erwartungen anderer ist somit als ursprünglich überlebensnotwendige Anpassungsleistung zu würdigen, mit der basale Grundbedürfnisse geschützt und erfüllt werden konnten. Permanent erhöhte Stressfaktoren im Außen (d.h. konkrete bedrohliche, diskriminierende distale Ereignisse und Situationen) und wiederholt wahrgenommene Normen in der Außenwelt führen zu einem Erleben von Inkongruenz mit dem inneren Erleben und schließlich zu Schlussfolgerungen wie „Ich bin falsch, ich bin nicht gleichwertig". Dies zu kompensieren durch besonders gute Leistungen, „unkompliziert zu sein" und sich mit den eigenen Bedürfnissen hintenanzustellen sind ebenso wie die Entwicklung einer allgemein hohen Wachsamkeit und sensibilisierten Wahrnehmungsfähigkeit für potenzielle Bedrohungen die logische Folge – und stellen aber gleichzeitig die Aufrechterhaltung des proximalen Minoritätenstresses dar. Genau dieser permanente Stress – der einer internalisierten Transnegativität in der Transperson selbst und nicht in anderen entspricht – stellt zusätzlich zu allgemeinen Stressoren ein erhöhtes Risiko für Transgender und non-binäre Personen dar, an einer psychischen Störung zu erkranken. Kurz gesagt: Durch das Verstecken und Verbergen eines Teils der eigenen Person bestätigt sich die Person selbst, dass sie nicht okay ist, und hält damit Ablehnungsängste aufrecht. Sich selbst so zu behandeln, als wäre man nicht okay und müsste sich verstecken, hält zudem auch die Annahme aufrecht, dass andere dies genauso sehen. Dieser erhöhte Stress und das damit erhöhte Erkrankungsrisiko sollte Betroffenen in einer empathischen Konfrontation aufgezeigt werden. Ein Annehmen des bisher versteckten Teils der eigenen Person und, entsprechend den hier dargestellten Strategien, ein angemessener Umgang mit diesem Teil anstatt damit zu hadern, sich dagegen aufzulehnen oder ihn zu verleugnen, sind für viele Betroffene wichtige Punkte.

Selbstunsichere Gedanken wie: „... dass ich mich nicht so zeige, wie ich mich fühle, bedeutet, dass ich mir nicht sicher in meiner Geschlechtsidentität bin" oder „... deswegen glaubt mir keiner, dass ich trans bin", sollten vor diesem Verständnis mit der Gruppe hinterfragt werden. Weiter sollten die negativen Konsequenzen und damit die Kosten der Anpassung und des Verbergens dem Nutzen gegenübergestellt werden. Dies kann durch eine 4- bzw. 8-Felder-Tafel auch verschriftlicht werden. Für die Umsetzung in Einzelarbeit sollte das Schema vorgegeben werden, alternativ kann auch am Whiteboard anhand eines Fallbeispiels die Erarbeitung gemeinsam stattfinden. „Anpassung" bezieht sich hier zum einen also auf die Unterdrückung der als anders und nicht zu gesellschaftlichen cisnormativen Erwartungen passenden Geschlechtsidentität (Anpassung an ein cisgeschlechtliches Bild). Zum anderen bezieht sich „Anpassung" aber auch auf die Umsetzung geschlechtsangleichender Maßnahmen (Anpassung an ein allgemeingültiges, fälschliches Bild, demnach alle Transpersonen jede geschlechtsangleichende Maßnahme bräuchten). Hier kann auf die im Geschlechtsidentitäts-Lebenslauf eingezeichnete Verlaufslinie für den Geschlechtsausdruck und den Verlauf der erlebten psychischen Belastung Bezug genommen werden (vgl. Abschnitt 4.1.5). Betroffene werden somit dafür sensibilisiert, genau abzuwägen, was sie persönlich brauchen, und davon abzugrenzen, was andere für richtig und angemessen halten. Anregende Fragen hierzu können sein:

1. Welche Implikationen ergeben sich aus der Kosten-Nutzen-Bilanzierung für meinen Alltag und mein Verhalten?
2. Wo ist eine Anpassung an Erwartungen anderer eine kurzfristig gute Lösung, um mich zu schützen?
3. Woran erkenne ich, dass die Kosten der Anpassung den Nutzen übersteigen?
4. Welche Implikationen ergeben sich daraus für meinen Transitionsprozess: Welche geschlechtsangleichenden Maßnahmen brauche ich persönlich wirklich und welche werden von mir als Transperson erwartet/erlebe ich als Erwartung an mich?

Mit der Variable „Coping und soziale Unterstützung" in Abbildung 7 wird schließlich der Bezug zu den eigenen Ressourcen und weiteren Veränderungsmöglichkeiten hergestellt, was in Block III (vgl. Kap. 4.3) fokussiert wird.

Zusammengefasst ergeben sich demnach folgende Implikationen aus dem Minoritäten-Stress-Modell:

- Achtsamkeit und bewertungsfreie Haltung sich selbst gegenüber üben:
  - Selbstabwertungen erkennen und stoppen lernen,
  - Entwicklung des persönlichen „Alarmmodus" wertschätzen,
- dysfunktionale Anpassungsergebnisse identifizieren und neu einordnen,
- funktionale neue Strategien erlernen, wie z. B. Stärkung emotionaler und sozialer Kompetenzen sowie sonstiger Ressourcen.

4.3 Themenblock III: Ressourcenaktivierung und -aufbau

Übergeordnete Inhalte und Ziele		
• allgemeine Strategien zur Verbesserung der Selbstfürsorge • Stimmungsstabilisierung • Stärkung sozialer Beziehungen • Verbesserung der allgemeinen Lebensqualität		
Ablauf und Interventionen	**Ziele**	**Materialien**
Blick auf die eigenen Ressourcen: • Imaginationsübung *Ein idealer Tag* • persönliche Liste positiver Aktivitäten • Wochenplanung	• Status quo, Ist-Zustand erfassen, Klärung persönlicher Ressourcen • Zugang zu eigenen Ressourcen stärken • Ableitung von Implikationen für den Alltag • Ressourcen(re)aktivierung und -implementierung	• Arbeitsblatt 7: Mein Wochenplan
Blick auf soziale Ressourcen: • Ressourcen für Bindung erkennen • Ressourcen in Partnerschaft, Familie, Freundeskreis, Arbeit aktivieren	• Stärkung sozialer Beziehungen und Unterstützung	–
Umgang mit Umsetzungsschwierigkeiten: • Blick auf frühere erfolgreich bewältigte Herausforderungen • Gruppenübung *Hindernisse und Lösungsmöglichkeiten*	• Aufbau von Selbstwirksamkeitserleben • Stärkung von Veränderungszuversicht • Reaktivierung von Ressourcen	• Arbeitsblatt 8: Hindernisse und Lösungsmöglichkeiten

Dieser Teil der Behandlung beinhaltet wesentliche Elemente einer klassischen Depressionsbehandlung – da Depression die häufigste komorbide Störung darstellt – und befasst sich mit Ressourcenstärkung in verschiedenen Bereichen.

4.3.1 Blick auf die eigenen Ressourcen

Zum Einstieg ins Thema sollen bereits vorhandene Ressourcen aktiviert und verstärkt werden. Deubner-Böhme und Deppe-Schmitz (2020) stellen in einem Fragenfächer zur Ressourcenaktivierung viele Anregungen zusammen, von denen beispielhaft folgende Fragen zur Erfassung des Ist-Zustands und für den Themeneinstieg hilfreich sind:

- „Was gibt Ihnen Kraft?"
- „Welche Stärken und Fähigkeiten stellen wichtige Ressourcen von Ihnen dar?"
- „Welche Wohlfühlmomente konnten Sie in den letzten 24 Stunden erleben?"
- „Was können Sie sich in der nächsten Stunde/im Laufe des restlichen Tages Gutes tun?"

Sollten die Teilnehmenden wenig Zugang zu und Kenntnis über eigene Ressourcen und Kraftquellen haben und mit dieser Aufgabe eher überfordert sein oder aufgrund ausgeprägten negativen depressiven Denkens gar frustriert werden, kann der Zugang mit der folgenden Übung unterstützt werden.

Imaginationsübung „Ein idealer Tag"

Bei dieser Imaginationsübung werden die Teilnehmenden instruiert, in Stillarbeit ein Skript zu schreiben, aus dem ein für sie persönlich perfekter Tag hervorgeht. Der Fantasie sind hierbei keine Grenzen gesetzt – Orte und Zeiten, finanzielle Mittel oder Personen können frei hinzugedacht, übersprungen oder verändert werden. In einer Nachbesprechung im Plenum oder als Hausaufgabe sollen dann Implikationen für den Alltag abgeleitet werden:

> „Welche der beschriebenen Tätigkeiten können Sie tatsächlich im Alltag umsetzen? Mit welchen der genannten Personen können Sie Kontakt haben? An welchen Orten können Sie sich aufhalten? Was ziehen Sie Positives aus diesen Aktivitäten, Orten, Beziehungen? Wie könnten Sie das in ähnlicher Form auch in Ihrem Alltag erfüllen, wenn es nicht genau wie in der fantasierten Idealvorstellung stattfinden kann?"

Persönliche Liste positiver Aktivitäten

Abschließend werden alle Teilnehmenden aufgefordert, die durch die vorangegangenen Übungen identifizierten Ressourcen in einer *persönlichen Liste positiver Aktivitäten* zusammenzufassen, die im Verlauf auch immer weiter ergänzt werden soll. Zudem soll jede Person dazu angeregt werden, diese positiven Aktivitäten in die gewohnte Tagesstruktur und Wochenplanung zu integrieren. Dazu kann die Abschlussrunde um folgende Frage ergänzt werden:

> „Welche drei positiven Aktivitäten möchten Sie sich bis zur kommenden Sitzung als Hausaufgabe selbst aufgeben?"

Um Einwände und Ablehnung aufgrund von finanziellen oder zeitlichen Gründen zu vermeiden, sollten in der Sitzung bereits einige Aktivitäten gesammelt werden, die sowohl ohne Geld als auch allein und zeitlich mit mehr oder weniger Aufwand verbunden durchführbar sind. Beispiele hierfür sind:

- Spazierengehen, Joggen oder Wandern;
- sich in einem Ehrenamt engagieren, Nachbarschaftshilfe leisten;
- singen, Musik machen oder hören;
- ein Buch in der Bibliothek ausleihen;
- einen Flohmarkt besuchen;
- kochen, backen;
- einen Tauschring organisieren;
- einen Brief schreiben (an sich selbst oder eine andere Person);
- in der Lokalzeitung nach kostenlosen Ausstellungen oder Veranstaltungen suchen.

Wochenplanung

Um die Verbindlichkeit zur Umsetzung zu steigern, empfiehlt sich eine möglichst konkrete und schriftliche Planung. Hierzu kann das Arbeitsblatt 7 (Mein Wochenplan) genutzt werden (vgl. Abb. 8). Hierdurch wird zudem der Blick auf Ressourcen erweitert, da nicht nur klassische positive Aktivitäten, sondern auch alltägliche Handlungen zum Erleben von Selbstwirksamkeit, Selbstständigkeit und Selbstfürsorge in der Auflistung enthalten sind. Gerade im Bereich häuslicher Pflichterfüllung wird der Vorher-Nachher-Vergleich und das Erreichen eines sichtbaren Ergebnisses oft positiv erlebt.

4.3.2 Blick auf soziale Ressourcen

Bezugnehmend auf das Minoritäten-Stress-Modell (vgl. Abschnitt 4.2.2) und das von Transgendern und non-binären Personen oft beschriebene Erleben, allein oder anders zu sein und nicht verstanden zu werden, sollen insbesondere soziale Beziehungen und Bindungen als Ressourcen thematisiert werden. Auch hier bietet der Fragenfächer von Deubner-Böhme und Deppe-Schmitz (2020) viele hilfreiche Leitfragen zu den Bereichen Partnerschaft, Familie, Freundeskreis und Arbeit.

Wieder sollten die Gruppenmitglieder nach der Selbstreflexion und einem Erfahrungsaustausch in der Gruppe dazu angeregt werden, sich konkrete Wochenziele zu stellen wie z. B. ein Kompliment machen, Hilfe annehmen oder anbieten. Die Nachbesprechung erfolgt in der Folgewoche durch Rückmeldung, z. B. in der Orientierungsrunde und ggf. angepassten neuen Wochenzielen für die darauffolgende Woche.

4.3.3 Umgang mit Umsetzungsschwierigkeiten

Tauchen mehrfache oder größere Umsetzungsschwierigkeiten der Wochenziele (vgl. Abschnitt 4.3.1) auf, sollte zunächst der Blick auf *frühere erfolgreich bewältigte Herausforderungen* gelenkt werden. Oft reicht es, hilfreiche Gewohnheiten zu reaktivieren, um Selbstwirksamkeitserleben und Veränderungszuversicht aufzubauen.

Gelingt eine Umsetzung der Wochenziele dennoch nicht, können die Schwierigkeiten auch in der Gruppenübung *Hindernisse und Lösungsmöglichkeiten* gemeinsam bearbeitet werden. Indem die Teilnehmen-

Arbeitsblatt 7 (Seite 1/2)

Mein Wochenplan

Was	Wann/wie lange	Umgesetzt?	Anpassung der Planung für die Folgewoche
Alltägliche (häusliche) Pflichten			
Putzen/ Aufräumen	samstags, 11–13 Uhr	ja	2 h reichen nicht, wenn ich Wäsche machen muss
Einkaufen	Mo + Fr auf Heimweg	ja	Mo + Mi + Sa ausprobieren, kann nicht so viele Tage im Voraus planen
Bürokratie	jeden zweiten Sonntag (2 h)	ja	muss konkrete Zeit festlegen, sonst schiebe ich es bis abends auf
Selbstfürsorge/Routinen			
Schlafen	23–6:30 Uhr, täglich	nur unter der Woche	Am Wochenende bleibe ich länger auf und schlafe länger. Will versuchen, nicht zu sehr aus dem Rhythmus zu kommen ...
Essen	3×/Tag, mind. 30 Min. Zeit dafür nehmen	nein	Abends esse ich oft vor dem Fernseher und merke nicht, wenn ich satt bin. Es waren viele Meetings diese Woche, ich habe meine Mittagspause 2× ausfallen lassen.
Bewegung	Di + Do vor der Uni 1 h Fitnessstudio, am Wochenende 1 x Joggen	ja	
Soziale Aktivitäten			
Freundeskreis	in der Bahn auf dem Heimweg Nachrichten beantworten, mind. 1×/ Woche eine persönliche Verabredung	jein	Hatte mehr Lust, Musik oder Podcast zu hören, um runterzukommen. Lieber auf dem Hinweg texten. Persönliche Treffen geben mir mehr Energie als das Schreiben → möchte mich lieber 2×/Woche verabreden.
Familie	Do Abendessen bei meinen Eltern, 1×/ Monat Brunch bei meiner Tante	ja	Bin hingegangen, aber wollte eigentlich lieber allein mit meiner Partnerin sein. → Eltern mitteilen, dass ich nur noch alle zwei Wochen vorbeikomme zum Abendessen, melde mich dafür aber öfter telefonisch.
Partnerschaft	tägl. den Abend zusammen verbringen, am Wochenende etwas unternehmen	ja	Unternehmungen besser im Voraus planen: gemeinsam eine Liste erstellen mit Ausflugszielen und Aktivitäten.

Arbeitsblatt 7 (Seite 2/2)

Mein Wochenplan

Was	Wann/wie lange	Umgesetzt?	Anpassung der Planung für die Folgewoche
Freizeit/Interessen			
Hobby 1: Zeichnen	spontan, nach Lust	ja	–
Hobby 2: Videogames	max. 6 h/Wo und 2 h am Stück	nein	vergesse immer die Zeit beim Zocken → Wecker stellen
Auszeit: Badewanne	alle zwei Wochen 1 h (samstags nach der Hausarbeit)	nein	Nicht gebadet, weil ich es letzte Woche gemacht hatte. Muss mir eine Alternative überlegen (zur Massage gehen, Traumreise machen).
Lernen/Sonstiges			
Therapie-hausaufgabe	Abends vor der nächsten Sitzung	Ja	Fiel mir schwer, weil ich mich kaum noch an die Aufgabenstellung erinnern konnte und bin deswegen zu spät ins Bett gegangen → am Abend direkt nach der Therapie machen
Schule/ Ausbildung/ Uni	zu allen Präsenz-terminen hingehen, Online-Vorlesungen in Echtzeit gucken	jein	Aufzeichnungen statt direkt online mitgeschaut, dadurch bis vor dem Schlafengehen mit Uni beschäftigt. Aber grundsätzlich gut: Muss mich nicht selbst strukturieren, schiebe weniger auf, komme mit dem Stoff besser hinterher.
Arbeit	nach monatlichem Dienstplan	ja	Möchte mich nächsten Monat etwas besser durchsetzen bei der Einplanung, weil ich Klausuren schreibe.

Abbildung 8: Beispiel für einen Wochenplan (Arbeitsblatt 7)

den sich gegenseitig helfen, erfahren sie direkt den Wert der Ressource „soziale Unterstützung“, welche sie dann auch wahrscheinlicher außerhalb des Therapieraums initiieren und nutzen. Bei der Übung schreiben alle einzeln ihre persönlichen Umsetzungsschwierigkeiten in die linken Felder des Arbeitsblattes 8 (vgl. Abb. 9). Das Blatt wandert anschließend im Uhrzeigersinn eine Person weiter, die Ideen zur Lösung der beschriebenen Probleme in die rechte Spalte daneben schreibt und es dann dem Uhrzeigersinn folgend weitergibt. Jedes Blatt wandert auf diese Weise von Person zu Person weiter und wird um Lösungsideen ergänzt, bis alle wieder das eigene Arbeitsblatt vor sich haben. Zur Auswertung können die Ergebnisse in der Gruppe vorgestellt und miteinander geteilt werden.

Arbeitsblatt 8

Hindernisse und Lösungsmöglichkeiten

Meine Hindernisse	Mögliche Lösungsideen
Kann nicht „Nein“ sagen, weil ich Angst habe, andere zu enttäuschen.	• Ein „Nein“ zu anderen ist ein „Ja“ zu dir. • Überprüfen: Wenn dein Bruder dich das nächste Mal um einen Gefallen bittet, dann sage „Nein“ und schaue, was passiert.
Oft bin ich zu müde, um noch etwas Schönes für mich zu machen, weil ich so lange arbeite.	• Verabredung mit dir selbst im Terminkalender eintragen. • Anderen erzählen, dass du pünktlich gehen musst, weil du noch einen Termin hast.
Ich kann mich oft nicht zum Sport aufraffen, auch wenn ich weiß, dass es mir guttun würde. Vor allem auch, weil ich mich im Fitnessstudio nicht umziehen will vor den anderen und gar nicht weiß, in welchen Umkleideraum ich gehen kann.	• Nimm deine Sportsachen morgens direkt mit und ziehe dich auf der Arbeit schon um. Schreib dir eine Notiz an dich selbst, warum es sich lohnt, zum Sport zu gehen, und wie du dich danach fühlen wirst. Lies den Zettel, wenn du merkst, dass es dir schwerfällt mit dem Aufraffen.

Abbildung 9: Beispiel für persönliche Umsetzungsschwierigkeiten und Lösungsideen (Arbeitsblatt 8)

4.4 Themenblock IV: Transition

Übergeordnete Inhalte und Ziele		
• Coming-out • Psychoedukation • medizinische und juristische Transitionsmaßnahmen • Hilfsmittel und Passing • Umgang mit Unsicherheiten • Ambivalenzen • Möglichkeiten und Grenzen von Transitionsmaßnahmen • Unterstützung bei informierter Entscheidungsfindung		
Ablauf und Interventionen	**Ziele**	**Materialien**
Erfahrungsaustausch und Entscheidungshilfe zum Coming-out-Prozess: • Vor- und Nachteile: 8-Felder-Tafel • Rollenspiele • Verhaltensexperimente zur Namensfindung	• Unterstützung der eigenen Entscheidungsfindung über Gestaltung und Umsetzung des eigenen Coming-outs • Einbezug sensorischer Erfahrungen, Erlebnis- und Emotionsaktivierung	• Flipchart/Whiteboard
Umgang mit Ambivalenzen und (Rest-)Unsicherheiten: • Stühlearbeit • Impulsfragen zum Umgang mit (Rest-)Unsicherheiten • Worst Case, Best Case und Real Case	• Stärkung von Eigenverantwortung und Selbstwirksamkeit im Umgang mit Ambivalenzen • Identifikation und Schließung möglicher Wissenslücken • Ressourcenaktivierung	• mehrere Stühle
Medizin und Recht: Möglichkeiten und Grenzen von Transitionsmaßnahmen: • Sammlung möglicher Transitionsmaßnahmen und Austausch dazu • Abgabe fachlicher Informationen	• informierte Entscheidungsfindung bzgl. individueller Transitionsprozesse	• Flipchart/Whiteboard • *Leitfaden Trans*Gesundheit* (Bundesverband Trans* e.V., 2019) • Arbeitsblatt 9: Informationen zu Transitionsmaßnahmen • Arbeitsblatt 10: Wirkungsweise der Hormonbehandlung
Selbsthilfe: • Sammlung transspezifischer Hilfsmittel und transfreundlicher Kontakte	• individuelles Passing verbessern • Stärkung der Ressource „soziale Unterstützung“ mit konkretem Bezug zu Transidentität und/oder Non-Binarität	• Flipchart/Whiteboard • Arbeitsblatt 9: Informationen zu Transitionsmaßnahmen • *Leitfaden Trans*Gesundheit* (Bundesverband Trans* e.V., 2019)

In diesem Block wird der Fokus ganz auf die spezifischen Herausforderungen gelegt, mit welchen Transgender und non-binäre Personen konfrontiert werden. Medizinische Themen umfassen hier die Bereiche Hormontherapie, geschlechtsangleichende Operationen und Kinderwunsch. Rechtliche und soziale Themen umfassen die Bereiche Personenstands- und Vornamensänderung, queere Community und Passing sowie Coming-out. Alle genannten Themen gehen mit Entscheidungsprozessen einher, welche oft von Unsicherheiten, Zweifeln und Ambivalenzen geprägt sind. Die Begleitung und Befähigung zum Treffen von informierten Entscheidungen ist ein wichtiger Teil der therapeutischen Arbeit mit Transgendern und nonbinären Menschen.

4.4.1 Erfahrungsaustausch und Entscheidungshilfe zum Coming-out-Prozess

Hilfe bei der Entscheidung über ein Coming-out und dessen Umsetzung wird von vielen Hilfesuchenden als Therapieziel genannt. Ein *Erfahrungsaustausch* über bereits real gesammelte Erfahrungen beim Coming-out hat erfahrungsgemäß einen entlastenden Effekt, da die Erwartungen an die Konsequenzen (Reaktionen des Umfelds, Folgen am Arbeitsplatz) oft negativer sind, als sich dann in den tatsächlichen Erfahrungen herausstellt. Das Grübeln über das „Ob", „Wann", „Wo", „Vor-Wem" und „Wie" in Verbindung mit den negativen Annahmen über persönliche Konsequenzen verursacht oft mehr Leidensdruck als die Auseinandersetzung mit den tatsächlich eintretenden Folgen. Dennoch darf auch nicht verharmlost werden, dass Beziehungen auf die Probe gestellt werden können und es mitunter auch zu Beziehungsabbrüchen kommen kann.

Erarbeitung von Vor- und Nachteilen des Outings

Um die ambivalenten Gedanken zu strukturieren und ein dysfunktionales und depressives Grübeln zu verhindern oder zu beenden, werden die Vor- und Nachteile des Outings in Form einer *8-Felder-Tafel* gemeinsam mit der Gruppe erarbeitet. Zu erwartende kurzfristige und langfristige Folgen, die jeweils für das Outing und für das Verbergen der eigenen Geschlechtsidentität sprechen, werden hierzu auf ihre positiven und negativen Konsequenzen hin untersucht. Dabei stellen sich typischerweise vor allem kurzfristige unangenehme Emotionen wie Angst und Scham als Gründe für ein Verbergen (also gegen ein Outing) heraus, während die langfristig wegfallende Anstrengung der Anpassung und das Aushalten von wiederkehrenden Verletzungen durch Misgendern oder Sich-unverstanden-Fühlen sowie ein Zugewinn an Selbstsicherheit und die Chance auf Unterstützung und Integration als langfristig positive Argumente für ein Outing sprechen.

Tabelle 6 zeigt ein Beispiel für erwartete Vor- und Nachteile, die auch in der Praxis häufig genannt werden. Die Zahlen in Klammern hinter den einzelnen Stichpunkten stehen für die durch die betroffene Person angenommenen Wahrscheinlichkeiten. Diese zu erfragen und zu ergänzen ist wichtig, da es nicht auf die Menge der angenommenen Konsequenzen, sondern auf die Wahrscheinlichkeiten ankommt, mit denen diese erwartet werden. Die z.B. als unwahr-

Tabelle 6: Beispiel für erwartete kurz- und langfristige Vor- und Nachteile sowohl des Outings als auch des Verbergens und Anpassens (kein Outing). Die Zahlen in Klammern stehen für die durch die betroffene Person angenommenen Wahrscheinlichkeiten.

	Kurzfristige Konsequenzen		Langfristige Konsequenzen	
	positive	**negative**	**positive**	**negative**
Outing	+ nicht mehr darüber nachdenken, grübeln beenden (100) + Impuls und Drang nachgeben können (80)	- Angst wird stärker, Herzrasen, schwitzen etc. (100) - andere enttäuschen, verärgern, verunsichern (50)	+ nicht mehr/ weniger misgendert werden (90) + endlich ich selbst sein können (90)	- Ablehnung und Diskriminierung (50) - Freunde/Familie verlieren, alleine sein (10)
Verbergen und Anpassen	+ muss nichts erklären (75) + kann mich sicher fühlen (40)	- es ist anstrengend (65) - Unwohlsein, wie Schauspielern erleben (95)	+ keine negativen Konsequenzen durch Outing (100)	- immer mehr Anstrengung und Verstellen (100) - niemand kennt mich richtig, Einsamkeit (100)

scheinlich angenommene negative langfristige Konsequenz „Freunde/Familie verlieren, alleine sein" kann dadurch in der Entscheidungsfindung für oder gegen ein Outing entsprechend weniger stark gewichtet werden als die weitaus wahrscheinlichere Erwartung, eine große Anstrengung dadurch loswerden zu können („Endlich ich selbst sein können").

Rollenspiele

Nach Sammlung von Erfahrungen und eher allgemeinen Gründen und Hindernissen im Zusammenhang mit einem Outing können individuelle Fragestellungen Einzelner durch konkrete Erprobungen im sicheren Rahmen des Therapieraums thematisiert werden. Die Umsetzung erfolgt klassisch als *Rollenspiel*. In einer Vorbesprechung werden die spezifische Situation und deren Umstände durch die betroffene Person vorgestellt und anschließend wird das gewünschte eigene Zielverhalten operationalisiert. Hier kann die Vorgabe von W-Fragen zur Orientierung helfen (wann, wo, vor wem, wie soll das Outing geschehen). Weiter soll durch die Antizipation von Reaktionen des Gegenübers eine Instruktion für den Gegenpart im Rollenspiel erarbeitet werden und mögliche Reaktionen der sich outenden Person darauf sollen erfragt werden. Diese können dann bei der Formulierung des Zielverhaltens berücksichtigt werden (wie möchte ich mich verhalten, wenn mein Gegenüber ...).

Merke

Nicht selten gehen Personen davon aus, dass ihr Rollenspiel in der Therapie oder das Outing im realen Leben nur dann erfolgreich war, wenn es zu einer positiven Reaktion des Gegenübers führt. Hier sollte ganz klar der Fokus auf den eigenen Kontroll- und Handlungsspielraum gelenkt werden und der Erfolg einzig an der Umsetzung des Zielverhaltens gemessen werden sowie der Tatsache, dass überhaupt der Mut für ein Outing aufgebracht wurde – unabhängig davon, ob es nach dem Outing zu unterstützenden, validierenden oder verletzenden, abwertenden Reaktionen kommt. Ein Outing erfordert immense Ich-Stärke, da die sich outende Person ihr Anderssein anerkennt, dies öffentlich macht und sich damit der Gefahr von sozialer Ablehnung aussetzt. Dies sollte unbedingt anerkannt und wertgeschätzt werden!

Beispieldialog: Vorbereitung eines Rollenspiels

Th.: Wer von Ihnen hat die Absicht oder ist am Überlegen, sich in nächster Zeit bei einer oder mehreren Personen zu outen, und möchte die Gelegenheit nutzen, das hier einmal zu üben? *(motiviert zur aktiven Teilnahme)*

Pat.: Ich überlege schon lange, mich vor meinem Chef zu outen, aber hatte bisher immer Angst vor seiner Reaktion. Andererseits möchte ich mich nicht weiter anpassen und selbst verleugnen, ich bin immer fix und fertig nach der Arbeit, weil ich ständig misgendert werde. Wenn ich wüsste, wie genau ich das machen kann, dann denke ich, würde ich mich jetzt dazu überwinden können.

Th.: Ok, dann lassen Sie uns doch gemeinsam überlegen, was Sie genau sagen könnten und Sie überprüfen dann mal im Rollenspiel, ob Sie sich damit auch wohl fühlen. Wo und wann würde so ein Gespräch denn stattfinden können und wer genau wäre da dann anwesend? *(erfragt Situation)*

Pat.: Also, ich würde das erstmal unter vier Augen führen wollen; vermutlich würde ich zu meinem Chef ins Büro gehen.

Th.: Sie sind also allein mit Ihrem Chef in seinem Büro. Dann sitzen Sie ihm gegenüber? *(konkretisiert Situation)*

Pat.: Ja, genau. Er sitze hinter seinem Schreibtisch und davor steht ein Stuhl, auf dem ich sitzen würde.

Th.: Gut. Dann lassen Sie uns jetzt das Zielverhalten besprechen. Was möchten Sie in diesem Gespräch sagen? *(erfragt inhaltliche Ziele)* Denken Sie daran, dass es bei den Zielen nur um Ihr persönliches Verhalten geht und nicht darum, wie der Chef reagiert. *(gibt Rahmen für Ziele vor)*

Pat.: Ja, stimmt, ich kann ja leider nicht kontrollieren, wie er sich verhält. Also, ich möchte sagen, dass ich trans bin und gerne mit „Herr" statt mit „Frau" angesprochen werden möchte. Und dass ich meine E-Mail-Signatur deswegen auch ändern möchte.

Th.: Noch etwas?

Pat.: Hm, ja. Es wäre mir ganz lieb, wenn er das auch dem anderen Chef sagen würde und sozusagen allen die Anweisung gibt, mich nur noch mit meinen männlichen Pronomen anzusprechen.

Th.: Also, Sie möchten sich zunächst als Transmann outen und dann darum bitten, dass er diese Information an den anderen Chef und das Kollegium weitergibt. Wie könnten Sie in das Gespräch einsteigen und Ihre Anliegen formulieren? *(erfragt konkrete Umsetzung)*

Pat.: Ich könnte sagen: „Herr X., ich möchte Ihnen gerne etwas mitteilen und Sie um etwas bitten."

Th.: Das klingt doch schonmal nach einem guten Gesprächseinstieg! Damit haben Sie eine freundliche und klare Ich-Botschaft formuliert. *(verstärkt und benennt soziale Kompetenzen)*

Pat.: Dann würde ich jetzt sagen, dass ich trans bin und mich nicht damit identifiziere, eine Frau zu sein, sondern mich als Mann fühle und gerne auch so behandelt werden möchte. Und dann eben die konkreten Beispiele mit der Ansprache und Pronomen und der E-Mail-Signatur. Wenn er das gut aufnimmt, würde ich ihn bitten, das dem Team noch mitzuteilen.

Th.: Ok. Das sind also die inhaltlichen Ziele. Und Sie möchten Ihrem Chef also auch die Erlaubnis geben, Sie vor dem Team zu outen bzw. ihn sogar explizit darum bitten – sofern er sich bis dato freundlich zeigt. *(benennt Bedingung für letztes inhaltliches Ziel)* Dann beschreiben Sie uns jetzt bitte noch kurz, wie Ihr Chef so ist. Was glauben Sie, wie könnte er reagieren? *(erfragt Verhalten der Rolle des Gegenparts)*

Pat.: Eigentlich ist er ganz entspannt. Vermutlich wird er gar nicht viel dazu sagen ... Genau das macht es so schwer für mich, weil ich dann nicht weiß, wie er das findet. Es könnte aber auch sein, dass er genervt reagiert. Wenn er gestresst ist, dann ist er oft etwas unfreundlich und sagt erstmal zu allem Nein.

Th.: Also, die Person, die gleich die Rolle Ihres Chefs übernimmt, ist entweder wortkarg und ruhig oder würde so etwas sagen wie „Ich habe für so Extrawünsche keine Zeit, da gibt es wirklich Wichtigeres zu tun". *(operationalisiert Rolle des Gegenparts)* Welche Version möchten Sie zuerst erproben und wie möchten Sie darauf dann reagieren? *(strukturiert und konkretisiert Skript)*

Pat.: Genau. Das könnte ich mir beides gut vorstellen. Dann fangen wir mit dem ersten an. Ich möchte dann nachfragen, was er darüber denkt und ihn um eine Rückmeldung bitten. Sonst würde ich danach wieder grübeln und mich schlecht fühlen.

Th.: Gut, dann fangen wir damit an. Brauchen Sie noch etwas für die Umsetzung? Was könnten Sie sich selbst vor der Situation sagen, um sich zu motivieren? *(aktiviert positive Selbstverbalisation)*

Pat.: Hm ... Vielleicht sowas wie „Ich habe ein Recht darauf, für mich einzustehen".

Erst wenn beide Parts sich über die Umsetzung und Aufgabe im Rollenspiel klar sind und alle Fragen hierzu geklärt sind, erfolgt eine erste Erprobung. Die Umsetzung eines Rollenspiels vor der Gruppe erfordert erfahrungsgemäß viel Überwindung. Von anderen beobachtet zu werden erzeugt oft Bewertungsängste, Schamerleben und starkes Unwohlsein. Dies sollte validiert und der Nutzen von Rollenspielen zum Motivationsaufbau hervorgehoben werden. Durch das Erleben und Ausprobieren gewinnen die Übernehmenden einer Rolle neue Erfahrungen in einem geschützten Rahmen, die ihnen in der realen Situation dann zugutekommen. Zudem ist die Überwindung, überhaupt ein Rollenspiel durchzuführen, ein Erfolgserlebnis für sich, das meist im Nachhinein mit Stolz und Erleichterung einhergeht. Wenn sich niemand Freiwilliges findet, um den Gegenpart im Rollenspiel zu übernehmen, kann dies auch einmalig von therapeutischer Seite aus übernommen werden. Dies sollte jedoch die Ausnahme und nicht die Regel sein, da den Teilnehmenden sonst wichtige Lernerfahrungen und eben das positive Erlebnis entgeht, die eigenen Unsicherheiten überwunden und ein Rollenspiel durchgeführt zu haben.

Nach einer ersten Erprobung erfolgt eine Feedbackrunde, in der zunächst die Spielenden gefragt werden, was sie ihrer Meinung nach selbst gut gemacht haben. Anschließend erfolgt diese Rückmeldung aus der Gruppe der Beobachtenden, bevor Kritik an sich selbst von den betreffenden Personen geübt werden kann. Hier und auch in der daran anschließenden Kritik durch die Gruppe sollte gut darauf geachtet werden, dass dies sachlich und konstruktiv erfolgt. Verbesserungsideen sollten zudem konkret und als Vorschlag formuliert und der betreffenden Person die Möglichkeit eingeräumt werden, hierauf zu reagieren. In einem zweiten Durchgang kann die gesammelte Kritik dann integriert und Varianten des Outings können erprobt werden. Das Vorgehen mit Umsetzung des Rollenspiels und anschließender Auswertung kann beliebig oft wiederholt werden, wobei auch verschiedene Personen in die Rolle des Gegenparts schlüpfen können, bis die Fokusperson eine für sich zufriedenstellende Umsetzung erreicht hat.

Über die Auseinandersetzung mit kommunikativen Möglichkeiten und eigenem sichtbaren und hörbarem Verhalten hinaus empfiehlt es sich, den meist hartnäckigen ängstlichen und pessimistischen Teil mit der Annahme „Ich werde nicht verstanden, die Reaktion wird negativ ausfallen" aufzufangen. Wie kann eine Person mit der Enttäuschung auf die Reaktionen des Umfelds umgehen? Hier liegt Potenzial, da sich nicht im Verhalten anderer, aber im eigenen Umgang damit erneut eine Quelle von Kontrollerleben und Selbstwirksamkeit finden lässt. Das Werkzeug hierfür kann in der einfachen Strategie des Perspektivwechsels liegen. Je mehr Verständnis über das Erleben und die Sicht der anderen besteht, desto mehr reduziert sich die eigene Enttäuschung und desto leichter fällt es, Geduld aufzubringen und die Beziehungen aufrechtzuerhalten sowie zu gestalten. Rauchfleisch (2023) bietet hier mit seinem Buch *Trangsender verstehen* einen Ratgeber für Angehörige an, welcher konkrete Ideen und Unterstützungen für den Perspektivwechsel beinhaltet und damit nicht nur für die eigentliche Zielgruppe der Angehörigen, sondern auch für die Betroffenen selbst hilfreich sein kann.

Verhaltensexperimente zur Namensfindung

Immer wieder kommt es vor, dass Personen erstmals im Rahmen der Therapie einen ihrem Identitätsgeschlecht entsprechenden Vornamen nutzen möchten oder ihren bereits selbst gewählten Vornamen nochmals ändern wollen. Unsicherheiten und Entscheidungsprozesse können auch gezielt durch körperfokussierte Auseinandersetzung unterstützt werden. Das bloße Nachdenken über einen passenden Vornamen endet manchmal in unproduktivem Grübeln und stressverstärkenden Gedanken wie „Ich muss mir erst ganz sicher sein“. In der Therapie kann Raum geboten werden zum „Ausprobieren-und-dann-ggf.-nochmals-neu-Entscheiden“. Dadurch kann auch eine akustische Konfrontation stattfinden und Erfahrung gewonnen werden, und die Personen erleben, wie es sich anhört, wenn andere den neuen Vornamen gebrauchen. Auch kann eine Anregung zum Aufschreiben oder Unterschreiben mit neuem Vornamen erfolgen, damit auch eine persönliche visuelle und motorische Auseinandersetzung mit dem Namen durch die eigene Handschrift erfolgt. Weitere Verhaltensexperimente können erarbeitet und als Hausaufgabe erprobt werden, wie z. B. Essen unter Angabe des neuen Namens bestellen, einen Tisch oder eine Taxifahrt auf den neuen Namen reservieren.

4.4.2 Umgang mit Ambivalenzen und (Rest-)Unsicherheiten

Nicht nur in Bezug auf das Outing treten oft Ambivalenzen auf. Auch bei einer bevorstehenden operativen Transitionsmaßnahme kommt es immer wieder zu Zweifeln und Sorgen, die zu selbstunsicherem Grübeln und Gefühlen von Angst, Hilflosigkeit und Scham führen. Dies kann bereits lange vor der Beantragung der Kostenübernahme oder klinischen Vorgesprächen auftreten, aber auch nach abgeschlossener Kostenzusage kurz vor einem geplanten Operationstermin. Manche Personen äußern dies offen, andere ziehen sich eher zurück, wenn Grundannahmen wie „Ich muss alles mit mir selbst ausmachen“ oder „Wenn ich Zweifel äußere, werde ich als schwach wahrgenommen“ dadurch aktiviert werden. Betroffene sollten daher vor einer Operation aktiv nach Restunsicherheiten und Zweifeln gefragt werden, diese sollten normalisiert und das Angebot gemacht werden, sich diese gemeinsam näher anzuschauen.

Stühlearbeit

Mit *Stühlearbeit* können die inneren Anteile einzeln aufgegriffen und hinterfragt werden. Die betroffene Person wird dazu angeleitet, den verschiedenen Stimmen in ihrem Kopf einen Namen zu geben und die so personifizierten Anteile auf jeweils einem Stuhl zu vertreten. Vorschläge wie „der sichere Wunsch“ oder „der unsichere Zweifler“ können gemacht werden, um die Übung schneller anzuleiten. Die Person nimmt danach auf einem Stuhl Platz und spricht alle Gedanken aus, die zu dieser Position passen. Dann wechselt sie die Seite und äußert alle Argumente der Gegenstimme. Die Therapeutin oder der Therapeut befragt den jeweiligen Anteil und fordert zum Wechsel zwischen den Stühlen auf, damit die Anteile zu ihren Aussagen gegenseitig Stellung beziehen können.

Beispieldialog: Stühlearbeit mit inneren Anteilen

Th.: Herr F., Sie sagten, dass Sie bereits alle Unterlagen für Ihre Krankenkasse zusammengesucht haben, um die Kostenübernahme für die Mastektomie zu beantragen, und Sie sich nach einigen Vorgesprächen auch schon für Ihre Wunschklinik entschieden haben. Was hat Sie bisher daran gehindert, den Antrag abzuschicken?

Herr F.: Ich weiß auch nicht. Ich bin mir 100 %ig sicher, dass ich die Mastektomie machen will, ich will das schon, seit ich gemerkt habe, dass da was wächst in der Pubertät ... Aber irgendwie habe ich Angst davor.

Th.: Wovor genau haben Sie Angst? Sollen wir mal etwas ausprobieren und uns das näher zusammen anschauen?

Herr F.: Ja, das macht wahrscheinlich Sinn. Mich nervt es schon seit Wochen, dass ich das nicht abschicke, und am Ende ist der Krankenkasse das Indikationsschreiben nicht mehr aktuell genug.

Th.: Das wäre in der Tat ärgerlich. Also gut. Wenn ich Sie richtig verstanden habe, dann ist da ein ganz großer Anteil in Ihnen, der wünscht sich nichts dringlicher als die Mastektomie. Und dann ist da aber auch noch ein zweiter Anteil, der ist vielleicht viel kleiner und leiser, aber er ist da und der hat Angst und ist am Zweifeln. Richtig?

Herr F.: Ja, genau.

Th.: Dann nehmen Sie doch mal bitte auf diesem Stuhl hier Platz. Hier sitzt der erste Anteil. Wie könnte der heißen? Vielleicht „der Wunsch"?

Herr F.: „Der Wunsch" oder vielleicht eher „der Überzeugte". Und der andere ist dann „der Ängstliche".

Th.: Prima. Dann möchte ich jetzt mal den Überzeugten fragen, was ihn so sicher macht. Wenn Sie also hier auf dem Stuhl sitzen, was geht Ihnen dann durch den Kopf, wenn Sie an die Mastektomie denken?

Herr F.: Ich wünschte, ich hätte das schon vor Jahren gemacht. Besser gestern als heute. Ich freue mich so sehr darauf, oberkörperfrei rumzulaufen, diesen blöden Binder nicht mehr tragen zu müssen und endlich die Klamotten anzuziehen, die ich schön finde. Solche Eingriffe wurden in dieser Klinik schon oft gemacht und die Ergebnisse sehen auch gut aus.

Th.: Ok, Sie scheinen wirklich überzeugt davon zu sein, diese Operation machen zu wollen. Dann wechseln Sie jetzt mal bitte den Stuhl. Da sitzt jetzt der ängstliche Anteil. Was sagt dieser Teil, wenn er an die Mastektomie denken?

Herr F.: Puuuh, mir krampft sich etwas der Magen zusammen. Es könnte was schiefgehen. Irgendwelche Komplikationen bei der OP. Oder man sagt mir in letzter Sekunde im Krankenhaus, dass sie das doch nicht machen können bei mir, keine Ahnung warum. Ich könnte starke Schmerzen haben danach. Und dann habe ich da diese Narben. Die sehen dann ja auch alle und stellen dann bestimmt wieder blöde Fragen. Das nervt mich schon, wenn ich daran denke ... Dann muss ich mich wieder erklären und dann kommen noch mehr Fragen. Ich will das nicht immer jedem erklären, das geht die ja auch gar nichts an.

Th.: Also, da sind zwei verschiedene Sorgen: dass bei der OP etwas schiefgehen könnte und dass andere Personen Sie auf die Narben ansprechen und Sie dann nicht so richtig wissen, wie Sie damit umgehen können?

Herr F.: Ja, genau. Wobei, das mit den Komplikationen ist ja normal, also, das wurde mir ja schon erklärt. Wenn da was nicht so läuft, wie es soll, dann kann man ja auch in der Regel nochmal nachkorrigieren ...

Th.: Stopp, stopp! Das ist ja jetzt vermutlich nicht der ängstliche Anteil, der so denkt, oder? Dann wechseln Sie doch nochmal auf den ersten Stuhl. ... Sie haben das jetzt gehört, die Sorgen über medizinische Komplikationen, Schmerzen und so. Was sagen Sie dazu?

Herr F.: Wie ich gerade schon sagte: Das Risiko ist mir bewusst, damit kann ich gut leben. Es ist mir viel wichtiger, dass die Brust flach ist. Die Narben sind ja nur sichtbar, wenn ich nackt bin. Und ich habe mir auch schon überlegt, dass ich mich im Zweifelsfall - wenn ich das dann überhaupt wirklich so schlimm finde - ja auch tätowieren lassen kann. Und gegen die Schmerzen bekommt man ja auch was und die sind ja auch nur vorübergehend.

Th.: Die Risiken, die mit der OP einhergehen, sind also schon in dem überzeugten Anteil integriert, gut. Dann bleibt also die Sache mit den unangenehmen Fragen und dass Sie nicht so richtig wissen, wie Sie dann damit umgehen können. Dann lassen Sie uns das doch nochmal mit der Gruppe zusammen anschauen.

Durch die Stühlearbeit kann eine Klärung der tatsächlichen Gründe für und gegen eine geschlechtsangleichende Maßnahme, wie hier beispielhaft an der Frage nach einer Mastektomie beschrieben, unterstützt werden. Im obigen Beispieldialog richten sich die Zweifel nicht gegen die Maßnahme an sich, sondern kommen durch soziale Unsicherheiten und ein Defizit in sozialen Kompetenzen zustande, womit in der Folge weitergearbeitet werden kann: Wie gehe ich mit intimen und grenzüberschreitenden Fragen um? Was kann ich erwidern, wenn Menschen neugierige, unangemessene Fragen stellen? Wie kann ich meine Grenzen und meinen Ärger darüber kommunizieren? Hierfür bieten sich wiederum weitere Rollenspiele an (vgl. Kap. 4.6 zum Block VI - Selbstwert).

Durch das Rollenspiel mit den inneren Anteilen können aber auch Informationsdefizite aufgedeckt werden. Wissenslücken, die jegliche Art von Maßnahmen zur Transition betreffen (medizinisch wie juristisch), können durch Erfahrungsaustausch und Psychoedukation geschlossen werden. Zudem sollten in diesem Fall auch unbedingt Eigenverantwortung und Selbstständigkeit gefördert werden, indem die betroffene

Person z. B. zum Nachfragen in der zuständigen Klinik/Praxis motiviert wird.

Umgang mit (Rest-)Unsicherheiten: Impulsfragen

Bleiben darüber hinaus noch Unsicherheiten, sollten diese weiter hinterfragt werden. Der Umgang mit (Rest-)Unsicherheiten in anderen Entscheidungsfragen kann hier Ansatzpunkt sein: Wie geht die Person in anderen Situationen damit um, keine garantierte Sicherheit zu haben? Gibt es überhaupt Sicherheit? Wieviel Sicherheit braucht es, um eine Entscheidung zu treffen? Welche Ressourcen stehen hier zur Verfügung, auf welche Erfahrungen kann zurückgegriffen werden?

Worst Case, Best Case und Real Case

Neben den oben beschriebenen Impulsfragen kann eine Gegenüberstellung verschiedener Szenarien als weitere Intervention folgen. Hierfür werden drei verschiedene Ausgänge antizipiert und von der Person ausführlich beschrieben: *Worst Case, Best Case* und *Real Case*. Das Worst-Case-Szenario beschreibt dabei die schrecklichste Horrorvorstellung, bei der Katastrophisieren sozusagen ausdrücklich erlaubt ist. Beim Best-Case-Szenario geht es um eine Idealvorstellung, die allen Wünschen entspricht und in positive Richtung überzeichnet sein kann. Das Real-Case-Szenario hingehen sollte möglichst frei von Übertreibungen gestaltet sein und einer sehr rationalen Einschätzung folgen. Anschließend wird nach der jeweiligen Wahrscheinlichkeit gefragt, wobei direkt überprüft werden kann, ob das Real-Case-Szenario auch wirklich mit hoher Wahrscheinlichkeit angenommen wird. Hierdurch können übertriebene Ängste abgebaut werden und der Umgang mit der übrigbleibenden Unsicherheit wird erleichtert.

> **Beispiel:**
>
> *Worst Case:* Bei der Operation passiert ein Behandlungsfehler, ich wache nicht mehr aus der Narkose auf oder bin danach schwerst körperlich und geistig beeinträchtigt.
>
> *Best Case:* Ich wache nach der Operation auf, meine Eltern und Freunde stehen vor meinem Bett, ich habe keine Schmerzen und kann nach einem Tag schon nach Hause. Alles ist perfekt gelaufen, das Ergebnis ist wunderschön, ich habe keinerlei Dysphorieerleben mehr.
>
> *Real Case:* Ich habe nach der Operation mehrere Wochen lang Schmerzen, muss mir bei alltäglichen Dingen helfen lassen und werde deswegen Schuldgefühle haben. Nach Abheilen der Wunden habe ich Narben, die mit den Jahren verblassen, aber nie ganz weggehen. Meine Dysphorie ist deutlich geringer geworden, ich mache einige Dinge, die ich mich bis jetzt nicht getraut habe (z. B. ins Schwimmbad gehen), aber sie ist nicht weg. Ich werde immer wieder mit meinem Körper und meiner Geschlechtsidentität konfrontiert werden, und mal mehr, mal weniger gut damit zurechtkommen.

Die beschriebenen Methoden zur Unterstützung in Entscheidungsfragen können grundsätzlich für alle Transitionsschritte und zur Verbesserung des Umgangs mit Ambivalenzen eingesetzt werden. Die Erarbeitung in der Gruppentherapie kann stets mit einem Erfahrungs- und Wissensaustausch beginnen. Erst wenn Fragen nicht durch die Gruppe selbst beantwortet oder Falschauskünfte geäußert werden, wird die Gruppenleitung korrigierend und aufklärend aktiv.

> **Merke**
>
> Bei allen Entscheidungen über Transitionsmaßnahmen ist immer wieder zu betonen, dass die Verantwortung für das Tragen der Konsequenzen bei der Person selbst liegt! Dies gilt sowohl bei Entscheidungen für eine Veränderung als auch bei Entscheidungen gegen eine Veränderung und somit für die Beibehaltung des aktuellen Status Quo.

4.4.3 Medizin und Recht: Möglichkeiten und Grenzen von Transitionsmaßnahmen

Dem Leitgedanken der informierten Selbstbestimmung folgend soll den Gruppenmitgliedern die Gelegenheit zum Austausch über mögliche Transitionsmaßnahmen gegeben werden. Eine erste Orientierung bietet den Gruppenmitgliedern dazu der vom Bundesverband Trans* e. V. (2019) herausgegebene Leitfaden zur S3-Leitlinie. Es ist nicht auszuschließen, dass die einzelnen Gruppenmitglieder an unterschiedlichen Punkten im Transitionsprozess stehen, daher bietet es sich an, zunächst jedes Gruppenmitglied in einer offenen Runde nach seinem individuellen Stand, den bisherigen Erfahrungen und Wünschen zur weiteren Entwicklung zu fragen.

Tabelle 7 bietet einen Überblick über die geläufigsten Transitionsmaßnahmen. Diese sind auch auf dem Arbeitsblatt 9 (Informationen zu Transitionsmaßnahmen) zusammengefasst, welches jedem Gruppenmitglied zur Information dient. Zur Hormonbehandlung werden die Betroffenen zwar von der endokrinologischen ärztlichen Fachperson über die Wirkungsweise aufgeklärt, dennoch sollte auch hierzu eine Information in der Gruppe erfolgen. Tabelle 8 gibt einen Überblick über die Wirkungsweisen der bei den Hormonbehandlungen eingesetzten Präparate (vgl. auch Arbeitsblatt 10: Wirkungsweise der Hormonbehandlung).

Tabelle 7: Geläufigste Transitionsmaßnahmen

Transitionsmaßnahme	Transgender – Mann-zu-Frau	Transgender – Frau-zu-Mann
Hormonbehandlung	• Östrogen • i.d.R. auch Testosteron-Blocker	• Testosteron
Hilfsmittel	• Perücke • Brust-„Prothese“	• Binder, um die Brust abzubinden • Penis und Hoden als „Epithese“ – ohne Operation
Nadel- oder Laserepilation	• Entfernung starker Körperbehaarung	–
Logopädie (Stimmtraining)	• um eine „weiblichere“ Stimmlage zu erzielen	–
Operative Maßnahmen	• Gesichts-Feminisierung • Stimmbandoperation • Kehlkopfverkleinerung • Bildung einer Neo-Vagina • Brustvergrößerung	• Mastektomie – Brustentfernung • Adnektomie – Entfernung der Eierstöcke • Hysterektomie – Entfernung der Gebärmutter • Bildung eines Penis und Hoden („Phalloplastik“)

Tabelle 8: Wirkungsweise der Hormonbehandlung

	Transgender – Mann-zu-Frau	Transgender – Frau-zu-Mann
Eingesetzte Hormonpräparate	• Östrogen • i.d.R. auch Testosteron-Blocker	• Testosteron
Wirkungen der Hormonpräparate (Übersicht)	• Brustwachstum • Abnahme von Muskelmasse und Kraft • Fettumverteilung • Rückgang der Körperbehaarung • weichere Haut • Libidoverlust • Verkleinerung der Hoden	• Aussetzen der Menstruation • Stimmbruch • Bartwuchs, Körperbehaarung • Vermännlichung des Körperbaus • Klitoriswachstum

Um die informierte Entscheidung gezielter zu unterstützen, kann auf die medizinethischen Prinzipien Nutzen, Nichtschaden, Autonomie und Gerechtigkeit Bezug genommen werden. Konkret lassen sich diese Merkmale in Diskussionsfragen zur Hormontherapie einbeziehen (siehe Günter et al., 2023), wobei der Gruppenleitung die Aufgabe der psychoedukativen Korrektur oder Ergänzung zukommt:

- Was wird sich durch die Hormone verändern? Worauf bezieht sich die Vorfreude, was wird befürchtet?
- Welche Veränderungen sind (ir)reversibel?
- Was für Möglichkeiten gibt es, wenn sich die Entscheidung im Verlauf der Behandlung als nicht mehr stimmig/falsch herausstellt? Wie lässt sich eine Hormonbehandlung beenden? Welche Risiken und Nebenwirkungen können dabei auftreten?
- Welche Erwartungen bestehen in Bezug auf (Veränderungen in der) Sexualität? Welche Gedanken bestehen über einen (späteren) möglichen Kinderwunsch?
- Warum ist die Hormontherapie (erst) jetzt gewünscht?

Erfahrungsgemäß ist für nahezu alle Betroffenen die Änderung des offiziellen Geschlechtseintrags sowie des Vornamens ein sehr bedeutsamer Schritt im Transitionsprozess. Daher kann den Gruppenmitgliedern an dieser Stelle noch einmal die Gelegenheit gegeben werden, sich hierüber auszutauschen oder Fragen zum Ablauf zu stellen (vgl. Kap. 2.8.4).

4.4.4 Selbsthilfe

Transgender und non-binäre Menschen sind in sozialen Medien oder regionalen Selbsthilfegruppen sehr häufig gut vernetzt. Eine Sammlung möglicher Kontakte und Ressourcen bietet einen runden Abschluss von Block IV. Die Gruppenmitglieder selbst können sich gut mit dem bereits erwähnten vom Bundesverband Trans* e.V. (2019) herausgegebenen Leitfaden zur S3-Leitlinie informieren.

Merke

Sowohl die Einheit „Medizin und Recht" als auch die Einheit „Selbsthilfe" bietet eine gute Gelegenheit, externe „Expertinnen oder Experten", z.B. aus dem (fach-)ärztlichen Bereich oder Mitarbeitende von Beratungsstellen, zur Gruppensitzung einzuladen.

4.5 Themenblock V: Emotionen

<table>
<tr><th colspan="3">Übergeordnete Inhalte und Ziele</th></tr>
<tr><td colspan="3">Stärkung emotionaler Kompetenzen und Emotionsregulationsstrategien mit besonderem Bezug zu Angst, Scham, Ärger und Anspannungsregulation</td></tr>
<tr><th>Ablauf und Interventionen</th><th>Ziele</th><th>Materialien</th></tr>
<tr><td>Einstieg in das Thema:
• Impulsfragen
• ggf. Visualisierungen (Bildkarten)
• ggf. Pantomime-Übung
• Zusammenhang zwischen Gefühlen und Bedürfnissen erarbeiten</td><td>• Erfassung von aktuellem Wissensstand, Identifikation von Verständnislücken und Wissensdefiziten
• Aufbau einer positiven Haltung und Offenheit auch gegenüber unangenehmen Gefühlen</td><td>• ggf. Bildkarten
• ggf. Textkarten mit Namen von Emotionen
• Arbeitsblatt 11: Emotionen</td></tr>
<tr><td>Konzept der Emotionsregulation:
• Prägungen und bisherigen Umgang mit Gefühlen erarbeiten
• Prinzip der primären und sekundären Gefühle erarbeiten
• Metapher- und Diskriminationstraining</td><td rowspan="3">• Stärkung von Bewusstsein über Kosten und Nutzen bisheriger und neuer Emotionsregulationsstrategien, Fördern von Ambivalenz und Aufbau von Veränderungsmotivation
• Stärkung spezifischer emotionaler Kompetenzen, Verbesserung der Emotionsregulation
• Emotionsaktivierung und Erprobung von neuen Strategien auf Verhaltens- und Kognitionsebene
• Aufbau von Selbstwirksamkeit durch Unterstützung positiver neuer Erfahrungen</td><td>• Arbeitsblatt 12: Meine Gefühle und ich</td></tr>
<tr><td>Strategien der funktionalen Emotionsregulation von Angst und Ärger:
• akzeptanzbasierte Übung: Benenne, akzeptiere, atme
• Übung zum Umgang mit Wut: kontrolliertes Abreagieren (Altpapier zerreißen)</td><td>• alte Zeitungen, Prospekte, Pappe, Kartons o. Ä.</td></tr>
<tr><td>Kognitive Strategien der Emotionsregulation:
• Disputation stressauslösender und stressverstärkender Gedanken
• Liste stressmildernder Gedanken
• Festigung der hilfreichen Gedanken (Hausaufgabe)</td><td>• Arbeitsblatt 13: Mein Leben unter neuen Voraussetzungen</td></tr>
</table>

Emotionen und Emotionsregulation sind störungsübergreifend ein wichtiger Baustein in der Behandlung psychischer Erkrankungen. Die Stärkung emotionaler Kompetenzen und das Erlernen von Anspannungsregulation kann jedoch auch ohne das Vorliegen einer behandlungsbedürftigen komorbiden Diagnose und damit auch für Transgender und non-binäre Menschen ohne psychische Begleiterkrankung eine Möglichkeit zur persönlichen Weiterentwicklung bieten. Wir beschränken uns hier nach einem allgemeinen psychoedukativen Teil vor allem auf die Emotionen Angst und Scham sowie Wut, da diese im Kontext von Problemen mit der Geschlechtsidentität häufig und als problematisch und belastend erlebt werden.

4.5.1 Einstieg in das Thema

Zum Einstieg in das Thema können allgemeine Fragen an die Gruppe gestellt werden, die das Vorwissen und bisherige Annahmen über Emotionen erfassen. Beispiele hierfür sind:

- Was ist ein Gefühl?
- Welche Gefühle gibt es? Welche sind angenehm, welche unangenehm?
- Woran lässt sich erkennen, um welches Gefühl es sich handelt?
- Warum gibt es Gefühle? Wie wäre es, wenn wir keine hätten?
- Haben alle Menschen die gleichen Gefühle (in einer ähnlichen Situation)?
- Wie entstehen Gefühle? Wie vergehen sie wieder?

Unterstützend können auch Visualisierungen, wie z. B. die Bildkarten *Heute bin ich* von Mies van Hout (van Hout, 2013), ausgelegt werden, auf denen Fische abgebildet sind, die verschiedene Emotionen abbilden, oder es kann auf die Disney-Filme *Alles steht Kopf* verwiesen werden. Auch eine *Pantomime-Übung* in der Gruppe bietet sich für einen spielerischen Einstieg ins Thema an. Jede Person zieht dabei eine Karte mit einer Emotion und stellt diese vor der Gruppe dar, ohne dabei sprechen zu dürfen. Die anderen müssen erraten, um welches Gefühl es sich handelt.

Merkmale von Gefühlen, Zusammenhang zwischen Gefühlen und Bedürfnissen

Im Anschluss kann das Arbeitsblatt 11 (Emotionen) zum gemeinsamen Ausfüllen oder als Hausaufgabe zur nächsten Sitzung ausgeteilt werden (vgl. Abb. 10). Auf diesem sollen verschiedene Merkmale bzw. Ausprägungen der vier Basisemotionen Angst, Ärger, Trauer und Freude gesammelt bzw. erarbeitet werden. Zusätzlich wird Scham als soziale Form der Angst gesondert aufgegriffen: Da alles rund um das Thema Geschlecht in unserer Gesellschaft oft schambesetzt ist, stellt Scham im Bereich der Geschlechtsidentitätsthematik ein weit verbreitetes Gefühl dar. Gerade dadurch ergeben sich für Transgender und non-binäre Personen besondere Herausforderungen in der Kommunikation und oft Folgeprobleme in zwischenmenschlichen Interaktionen und der Beziehungsgestaltung.

Dass Gefühle einen sichtbaren körperlichen Ausdruck (erste Zeile auf Arbeitsblatt 11) haben, ist durch die Pantomime-Übung oder Bildkartenmaterial bereits offensichtlich geworden. Entsprechend sollen für alle fünf genannten Gefühle körperliche Ausdrücke auf dem Arbeitsblatt notiert werden. In der zweiten Zeile wird erarbeitet, welche inneren körperlichen Veränderungen dem Ausdruck zugrunde liegen. In der dritte Zeile werden typische Gedanken gesammelt. Hiermit sind Gedanken gemeint, die einem beim Erleben einer akuten Emotion automatisch „durch den Kopf schießen". In der vierten Zeile geht es um typische Handlungen, die, getrieben durch die körperlichen Veränderungen und Gedanken, ausgeführt werden. Den Gruppenmitgliedern sollte deutlich werden, dass ein Gefühl mit seiner körperlichen und gedanklichen Komponente ein bestimmtes Verhalten ermöglicht und gewissermaßen vorbereitet. Das Ziel hiervon ist es immer, persönliche Bedürfnisse zu sichern oder – allgemein gesagt – das unangenehme Gefühl (emotional wie körperlich) möglichst schnell zu reduzieren. Den Menschen als hedonistisches Wesen zu betrachten, der immer nach Lust strebt und Unlust zu vermeiden versucht, kann eine Möglichkeit sein, dem oft als kompliziert und anstrengend wahrgenommenen Thema Emotionen mit mehr Leichtigkeit zu begegnen. Mit der Frage nach Redewendungen und Sprichwörtern im Zusammenhang mit den genannten Gefühlen kann die Universalität von Emotionen und ihren „Begleiterscheinungen" verdeutlicht und normalisiert sowie die Zuordnung von körperlichen Symptomen zu emotionaler Qualität erleichtert werden. In der vorletzten Zeile der Tabelle wird nach dem dahinterliegenden Bedürfnis eines Gefühls gefragt. Oft ist dieser Zusammenhang nicht bewusst; die Kenntnis darüber hat sich aber als sehr hilfreich erwiesen, um auch unangenehme Gefühle als hilfreich und damit als grundsätzlich gut zu verstehen und diese dadurch wiederum besser annehmen und regulieren zu können. Akzeptanz und Offenheit gegenüber unangenehmen Gefühlen zu unterstützen und zu verbessern, ist auch allein deshalb lohnenswert, weil es mehr unangenehme als angenehme Emotionen gibt. Zu wissen, dass jedes Gefühl eine persönliche Botschaft und einen Nutzen enthält, kann den Umgang damit deutlich erleichtern. Vermittelt werden kann dieser Zusammenhang z. B. folgendermaßen:

> „Gefühle geben uns Hinweise in Bezug auf unsere Bedürfnisse. Wenn wir angenehme Gefühle haben, sind in der Regel unsere Bedürfnisse gestillt und befriedigt. Wenn wir unangenehme Gefühle haben, ist das ein Zeichen dafür, dass es ein Defizit oder eine Frustration in einem oder mehreren Bedürfnissen gibt. Gefühle geben uns also wie eine Boje, die im Wasser schwimmt, einen Hinweis und Orientierung. Das ist analog zu körperlichen Gefühlen: Wenn wir Hunger haben, ist das ein Hinweis darauf, dass wir nicht ausreichend mit Energie versorgt sind, und wir suchen uns etwas zu essen. Da wissen wir also ganz schnell und ohne nachzudenken, was

wir benötigen. Genauso ist es prinzipiell auch mit unseren emotionalen Gefühlen. Nur dass dabei unsere Lernerfahrungen das Erkennen der Bojen manchmal vernebelt hat. Dazu kommen wir später noch."

In der letzten Zeile des Arbeitsblattes 11 schließlich sollen Gefühle der gleichen emotionalen Qualität eingetragen werden, die sich jedoch in der Stärke des Ausmaßes, also ihrer Quantität, unterscheiden. Zum Teil sind hier auch Mischformen zu nennen wie z.B. Enttäuschung als eine Form der Trauer und Wut.

4.5.2 Konzept der Emotionsregulation

Nachdem ein grundlegendes allgemeines Verständnis über Emotionen erarbeitet wurde, wird im Weiteren auf die *Emotionsregulation* eingegangen. Hierzu sollte zunächst geklärt werden, was Regulieren genau bedeutet, und dieses sollte von Emotionsvermeidung abgegrenzt werden. Schließlich sollen konkrete Strategien vermittelt werden, um Gefühle angemessen zu regulieren.

„Wenn wir jetzt also davon ausgehen, dass Emotionen ihren jeweiligen Sinn und Zweck haben, dann scheint es wenig sinnvoll, Gefühle zu unterdrücken – auch, wenn sie unangenehm sind. Wir kommen aber mehr oder weniger häufig in Situationen, in denen das unmittelbare Ausagieren unserer Impulse entweder nicht möglich ist, anderen persönlich wichtigen Interessen im Weg steht oder uns sogar mittel- und langfristig schaden kann. Es ist also durchaus sinnvoll, die eigenen Gefühle regulieren zu können, damit sie uns am Ende auch wirklich nutzen. Das kann bedeuten, die Intensität eines Gefühls abzuschwächen oder es fallenzulassen, wenn eine Situation vorbei ist. Auch ein vorhandenes Gefühl gänzlich infrage zu stellen oder aber auch im Gegenteil, ein Gefühl überhaupt erst anzunehmen, ist Teil der Emotionsregulation. Das schauen wir uns jetzt nochmal genauer für ein paar einzelne Gefühle an!"

Prägungen und bisherigen Umgang mit Gefühlen erarbeiten

Um den bisherigen Umgang mit ihren Gefühlen zu bestimmen, werden die Gruppenmitglieder dazu aufgefordert, ihre Prägungen und bisherigen Erfahrungen mit ihren Gefühlen aufzuschreiben, indem die Satzanfänge auf dem Arbeitsblatt 12 (Meine Gefühle und ich) ergänzt werden (vgl. Abb. 11).

In der Nachbesprechung der Übung sollen typische Umgangsformen und Erlebensmuster herausgearbeitet und in ihrer Angemessenheit hinterfragt werden. Unangemessen meint hierbei, dass die Kosten der Strategie den Nutzen langfristig übersteigen. Kosten können sich in Form von (kognitiven) Leistungseinbußen, psychischem Belastungserleben, Folgeproblemen in sozialen Interaktionen und zwischenmenschlichen Konflikten sowie somatischen Beschwerden zeigen. Es geht folglich darum, die Konsequenzen des bisherigen Umgangs mit Emotionen zu verdeutlichen. Überwiegen die negativen Konsequenzen, kann von einem Defizit in den emotionalen Kompetenzen ausgegangen werden.

Prinzip der primären und sekundären Gefühle erarbeiten

Damit sich die konkreten Regulationsstrategien auch auf das richtige Gefühl beziehen, sollte zunächst das Prinzip von *primären (d.h. ursprünglichen) und sekundären Gefühlen (d.h. Folgegefühlen)* erarbeitet werden. Dazu können die Ergebnisse aus der Erarbeitung des Arbeitsblattes 11 (Emotionen) mit denen des Arbeitsblattes 12 (Meine Gefühle und ich) verglichen werden. Die Gruppenmitglieder prüfen hierzu, ob ihre persönlichen (gelernten) Verhaltensmuster zu den allgemeinen (natürlichen) Reaktionen passen oder ob es hier Unterschiede gibt.

„Wenn Sie die Situationen betrachten, die typischerweise Ärger und Wut auslösen: Sind das die gleichen, die auch bei Ihnen diese Gefühle auslösen, oder reagieren Sie in diesen Situationen vielleicht eher mit Angst oder Scham? Wenn Sie unsicher oder traurig sind: Reagieren Sie dann so, wie Sie es auf dem Arbeitsblatt 11 beschrieben haben, oder vielleicht eher mit Ärger und sind genervt?"

Da Transgender und non-binäre Personen oft bereits in der Kindheit Minoritätenstress ausgesetzt sind, haben sie damals überlebenswichtige Strategien entwickelt, die heute eher Symptom sind, als dass sie etwas mit Angemessenheit in der aktuellen Situation zu tun haben. Reaktionen aus dem Umfeld, die auf die ursprünglich angemessenen Emotionen gezeigt wurden, haben zur Aktivierung einer weiteren, meist stark aversiven Emotion geführt, auf die dann reagiert wurde.

Arbeitsblatt 11

Emotionen

Für jede Emotion gibt es universelle Merkmale, anhand derer sich eine Emotion erkennen und von anderen unterscheiden lässt. Manche Merkmale tauchen bei mehreren Emotionen auf, deshalb ist es hilfreich, möglichst viele Merkmale einer Emotion zu kennen. In der linken Spalte sind Hinweise auf diese Merkmale genannt. Welche sind bereits bekannt? Tragen Sie sie in die entsprechenden Felder ein!

	Angst	Scham	Ärger	Trauer	Freude
Körperlicher Ausdruck	aufgerissene Augen und aufgerissener Mund/zittern/weiche Knie/schwitzige Hände/Gänsehaut/Kälteschauer/eingezogener Kopf/hochgezogene Schultern	ähnlich zu Angst, aber Blick gesenkt /kein Blickkontakt/klein machen/abgewandt/Hände nesteln/kneten/Beine verschränkt/rot werden	starrer Blick/zusammengekniffene Augen/Zornesfalte auf der Stirn/aufeinandergepresste Lippen/geballte Fäuste/aufrechte, nach vorne gerichtete Körperhaltung	ausdrucksloser Blick/glasige oder tränengefüllte Augen/Mundwinkel nach unten/abgewandt/verschlossen/zusammengekauert/klein	lächeln/lachen/entspannte, zugewandte Körperhaltung
Innere körperliche Veränderungen	innere Unruhe/Anspannung/Puls und Blutdruck steigen/flaues Gefühl im Magen/Körper wird auf Kampf oder Flucht vorbereitet	ähnlich wie bei Angst/Hitze steigt auf/erhöhte Selbstaufmerksamkeit	muskuläre Anspannung/Blutdruck und Puls steigen/Impulsivität/Aggressionspotenzial steigt	energielos/antriebslos/müde/schwach/aufsteigendes Weinen	muskuläre Entspannung/Puls steigt/Wärme/Kribbeln im Bauch
Typische Gedanken	Nichts wie weg hier!/Das ist gefährlich./Ich muss hier raus./Wer oder was kann mir helfen?	Wie falle ich nicht auf?/Hoffentlich bemerkt mich niemand!/Wie peinlich!/Ich möchte unsichtbar sein./Was denken die anderen gerade über mich?	Das darf nicht wahr sein!/Was soll das?/Das ist ungerecht!/Das gehört mir./Das geht niemanden etwas an.	Gedankenkreisen/Es geht nicht mehr weiter./Wie soll ich das überstehen?/Warum musste das passieren?	Wie schön!/Das ist toll!/Das habe ich mir gewünscht./Endlich ist es wahr geworden/Das muss ich XY erzählen.
Typische Handlungen	zurückweichen/wegrennen/erstarren/sich nicht bewegen/angreifen/sich wehren/um Hilfe rufen	ähnlich wie bei Angst/Rückzug/nicht bewegen/schweigen	sich wehren, verteidigen oder angreifen/groß machen/laut werden	Rückzug/weinen/grübeln und/oder Gespräche suchen	Kontakt und Gespräche suchen/von Ereignis berichten/andere umarmen
Sprichwörtliche Erkennung	Schiss haben/da wird mir ganz flau im Magen/vor Schreck erstarrt/die Angst sitzt mir im Genick/Angstschauer haben/da stellen sich die Haare auf/das liegt schwer auf den Schultern	im Erdboden versinken wollen/Schamesröte im Gesicht haben/stell dich in die Ecke und schäme dich	vor Wut explodieren/in die Luft gehen/außer sich vor Wut sein/kochen vor Wut/vor Wut entbrannt sein/Zornesröte im Gesicht haben	Trauerkloß/Trauerbündel/Dreinschauen wie Regenwetter/sich ausweinen/Trauergemeinschaft	Luftsprünge machen/Schmetterlinge im Bauch/Friede, Freude, Eierkuchen/Freudentanz machen/Tränen lachen/Freudentränen/sich vor Freude um den Hals fallen
Dahinterliegendes Bedürfnis	Sicherheit/Schutz/Unterstützung	ähnlich wie bei Angst/Zuspruch/Trost/Verständnis/Entlastung	Sicherheit/Schutz/Abstand/Verantwortungsübernahme für eigene Grenzen/sich schützen/verteidigen/Ziele durchsetzen und verfolgen	Trost/Entlastung/Unterstützung/Nähe/Verständnis/Zuhören/Zulassen	Nähe/Zulassen/sich öffnen für Neues/Spaß, Vergnügen
Quantitative Abstufungen, verwandte Gefühle	Sorge/Besorgnis/ängstlich/verunsichert/Bammel/bangen/Schiss/Panik	beschämt/geniert/gepeinigt/schlechtes Gewissen/sich schuldig fühlen/Unsicherheit	Groll/Unzufriedenheit/genervt/enttäuscht/abgeneigt/Antipathie/Hass/Aggression/Wut	bedrückt/Niedergeschlagenheit/Traurigkeit/Kummer/Enttäuschung/Bedauern/Mitleid/Mitgefühl/Verzweiflung	Zufriedenheit/Glück/Liebe/Zuneigung/Sympathie/hingezogen/Wohlbefinden

Abbildung 10: Beispiele für Merkmale der Emotionen (Arbeitsblatt 11)

Arbeitsblatt 12 (Seite 1/2)

Meine Gefühle und ich

Gefühle haben wir alle. Wie wir aber damit umgehen, hängt davon ab, welche Erfahrungen wir gemacht haben, wenn wir verärgert, traurig, stolz … gewesen sind. Wie unsere wichtigsten Bezugspersonen auf uns und unsere Gefühle reagiert haben, hat uns gelehrt, unseren Gefühlen zum Beispiel freien Lauf zu lassen oder sie zu unterdrücken.

Von wem habe ich gelernt, wie ich meine Angst und meinen Ärger ausdrücken soll? Welche Erfahrungen habe ich gemacht, wenn ich Angst hatte oder wütend war? Wie haben meine Bezugspersonen typischerweise reagiert?

Ärger ist für mich *etwas Schlechtes.*

Wenn ich als Kind verärgert oder wütend war, dann *wurde mein Vater immer böse und hat mich angeschrien, meine Mutter hat dann total ängstlich gewirkt und mich auf mein Zimmer geschickt. Meistens haben meine Eltern dann gestritten und ich saß allein in meinem Zimmer und habe geweint. Später habe ich dann PC gespielt, um mich abzulenken und sie nicht mehr hören zu müssen.*

Wenn andere ärgerlich auf mich waren/sind, dann *macht mir das Angst und ich bin überfordert.*

Heute bin ich verärgert, wenn *ich dumme Fehler mache. Dann bin ich sauer auf mich selbst.*

Ärger äußert sich bei mir, indem *ich mir selbst Vorwürfe mache und mich kritisiere.*

Angst und ich *sind wie beste Freunde.*

Arbeitsblatt 12 (Seite 2/2)

Meine Gefühle und ich

Wenn ich als Kind unsicher war oder Angst hatte, dann *ist mein Vater genervt gewesen und hat gesagt, ich soll mich nicht so anstellen. Meine Mutter hat immer gesagt: „Du brauchst keine Angst haben", aber sonst hat sie nichts gemacht.*

Heute erlebe ich Unsicherheit und Angst, wenn *ich irgendwo neu bin, ich nicht weiß, was andere von mir denken, wenn ich Prüfungen habe oder Referate halten muss, wenn ich telefonieren muss, wenn ich einen Arzttermin habe. Eigentlich habe ich ständig Angst.*

Wenn ich heute unsicher bin oder Angst habe, dann *ziehe ich mich zurück und versuche, nicht aufzufallen.*

Ich spüre Angst durch *meinen Herzschlag und dass mir dann immer sehr warm wird und ich schwitze und sich mein Brustkorb zuschnürt.*

Traurigkeit bedeutet für mich *, dass ich mich einsam und unverstanden fühle.*

Wenn ich als Kind traurig war, dann *habe ich das oft nicht gezeigt, weil ich Angst hatte, wie meine Eltern darauf reagieren würden (vermutlich mit Genervtsein oder Anschreien).*

Wenn ich heute traurig bin, dann *ziehe ich mich zurück und zeige es niemandem.*

Dass ich traurig bin, merke ich daran, dass *ich viel weinen muss.*

Abbildung 11: Beispiele für Erfahrungen mit Gefühlen (Arbeitsblatt 12)

Beispiel:

Ein Transmädchen spielt begeistert im Kindergarten mit Puppen und freut sich *(Primärgefühl)*. Daraufhin wird es von den Jungen ausgelacht und gemieden. Auf Freude wird hier also mit Beschämung und Ausgrenzung reagiert, was Scham und Angst auslöst *(Sekundärgefühl)*. Das Kind reagiert darauf, indem es die eigenen Interessen und das Gefühl von Freude nicht zeigt, weil es die erwartete negative Reaktion vermeiden und sich schützen will. Als erwachsene Transfrau hält sie sich mit ihren Interessen zurück, zeigt wenig Freude, unterdrückt ihr Bedürfnis nach Spaß und verstummt, wenn sie nach ihren Interessen gefragt wird oder Unterschiede im Verhalten anderer zu den eigenen Impulsen erlebt *(Reaktion auf sekundäres Gefühl der Angst bzw. Scham)*.

Beispiel:

Ein Transmädchen macht die Erfahrung, vom älteren Geschwisterkind oft geärgert und beschuldigt zu werden, was Ärger auslöst *(Primärgefühl)*. Die Eltern ermahnen dann entweder, nicht so laut zu sein, sich zu vertragen oder belustigen sich mit den Worten, sich „nicht so anzustellen", wenn sie sich bei ihnen beschwert. Auf Ärger und die Suche nach Unterstützung wird also mit Beschwichtigung oder Belustigung reagiert, was zu Hilflosigkeitserleben, Angst und Scham führt *(Sekundärgefühl)*. Das Kind reagiert darauf, indem es versucht, dem Geschwisterkind aus dem Weg zu gehen oder ihm alles zu überlassen, wenn beide die gleichen Interessen haben, um nicht weiter schikaniert zu werden. Im Erwachsenenalter hält sie Ungerechtigkeiten aus und erduldet, macht Probleme mit sich selbst aus und vertraut sich niemandem an, da sie sich selbst nicht wehrhaft erlebt und von anderen keine Hilfe und Verständnis erwartet *(Reaktion auf sekundäres Gefühl)*.

Den Teilnehmenden soll deutlich werden ...

- dass persönliche Lernerfahrungen den heutigen Umgang mit Emotionen erklären können;
- dass Schwierigkeiten im emotionalen Erleben sich daraus ergeben, wenn ein Primärgefühl durch ein sekundäres Gefühl „überlagert" wird und das Verhalten sich nach dem sekundären Gefühl ausrichtet;
- dass es sich dabei immer um die gleichen Gefühle, gleichen Gedanken und gleichen Handlungsmuster handelt;
- dass das Primärgefühl dadurch aufgespürt werden kann und
- dass angemessene Emotionsregulation auf das Primärgefühl bezogen neu gelernt werden kann.

Metapher und Diskriminationstraining

Eine einfache Metapher, um das Prinzip der primären und sekundären Emotionen anschaulich zu machen, ist der Vergleich mit einem Fernsehprogramm, der oft in der Behandlung von Borderline-Patienten eingesetzt wird (vgl. Bohus & Wolf-Arehult, 2021). Hierbei zeigt der Sender mit dem *Heimatfilm* die früheren Erfahrungen. Der zweite Sender mit dem *Science-Fiction-Film* zeigt die erwarteten Reaktionen des Umfelds, also die Vorstellung der (nahen) Zukunft. Die *Nachrichten* auf dem dritten Sender spielen im Hier und Jetzt und zeigen die aktuelle, reale Gegenwart. Wenn in den Nachrichten mit dem Verhalten aus dem Heimatfilm oder auf die Erwartung aus dem Science-Fiction-Film reagiert wird, kann dies zu Missverständnissen und Konflikten kommen. Ziel ist es also, durch Achtsamkeit und *Diskriminationstraining* zu erkennen, welcher Film gerade läuft, und das Programm mit den Nachrichten einzustellen, um angemessen reagieren zu können.

Zur Diskriminierung, d.h. Unterscheidung zwischen den Fernsehprogrammen, ist es hilfreich, sich folgende Fragen zu stellen:

- Was ist im Augenblick anders als früher?
- Welche Unterschiede in der Umgebung von jetzt und früher kann ich erkennen?
- Welche Menschen habe ich mir gegenüber und was unterscheidet sie von den Personen früher?
- Welche Fähigkeiten und Unterstützungsmöglichkeiten habe ich heute, die ich früher noch nicht hatte?

4.5.3 Strategien der funktionalen Emotionsregulation von Angst und Ärger

Im nächsten Schritt sollen identifizierte maladaptive Muster durch angemessene Strategien abgelöst, d.h. ein funktionaler Umgang mit den primären Emotionen erlernt werden. Dabei werden zum Teil mehrere Regulationsstrategien zusammen genutzt (vgl. Tab. 9).

Tabelle 9: Beispiele für unangemessene und angemessene Emotionsregulation

Beispiele für unangemessene Emotionsregulation	Beispiele für angemessene Emotionsregulation
• Unterdrückung von Gedanken (sich ständig ablenken) • Grübeln (einseitiges, negatives Denken ohne neue Impulse von außen) • Vermeiden/Verfälschen von Emotionsausdruck (stets lächeln, Tränen unterdrücken) • Vermeidung von potenziellen Auslösern/Triggern (Situationen, Personen oder Aktivitäten)	• Emotionserkennung und Akzeptanz • Problemlösen • kognitive Strategien (Neubewerten) • körperbezogene Strategien (z. B. Atemübungen, Entspannungstechniken, kontrolliertes Abreagieren)

Akzeptanzbasierter Umgang mit Angst

Eine Möglichkeit zur Emotionserkennung und Akzeptanz unter Einbeziehung der körperbezogenen Strategie der tiefen Bauchatmung ist die im nachfolgenden Kasten dargestellte Übung *Benenne, akzeptiere, atme*. Die Übung greift den Ansatz der Defusion von Gedanken aus der Akzeptanz- und Commitment-Therapie und klassisch achtsamkeitsbasierten Aufmerksamkeitsübungen auf. Eine ähnliche und weitere praktische Übungen finden sich bei Faßbinder et al. (2015). Sie kann in der Gruppe in sensu durchgeführt werden. Da sich das Gefühl der *Angst* sehr stark physiologisch in der Aktivierung des sympathischen Nervensystems zeigt und körperliche Reaktionen auslöst, kann die Übung den Umgang mit Angst verbessern.

Übung: Benenne, akzeptiere, atme

Die Teilnehmenden sollen sich hierfür in eine kürzlich stattgefundene verunsichernde oder gar beängstigende Situation zurückversetzen oder eine erwartete kritische Situation antizipieren. Es sollte sich hierbei ausdrücklich um keine reale Bedrohungssituation wie etwa körperliche Übergriffe handeln, da die Sicherheit immer vorgeht und sich die betroffene Person im Zweifelsfall immer Hilfe rufen oder die Situation verlassen sollte.

Instruktion:

1. Benennen Sie das Gefühl im aktuellen Augenblick und nennen Sie den Grund, wenn Sie ihn kennen.
   Beispiel: „Ich habe Angst, weil ich befürchte, dass mein Deadname bei der Anwesenheitskontrolle aufgerufen wird."
2. Akzeptieren Sie das Gefühl, indem Sie sich gedanklich mehrfach sagen, dass das Gefühl da ist und okay ist. Wenn Ihre Gedanken abschweifen, lenken Sie Ihre Aufmerksamkeit behutsam zu dem unangenehmen Gefühl zurück.
   Beispiel: „Ich habe Angst und das ist okay so! ... ich habe Angst und das ist o.k. so!"
3. Atmen Sie tief und ruhig in den Bauch, sodass sich die Bauchdecke regelmäßig wölbt und senkt. Atmen Sie so lange, bis sich das Gefühl langsam verändert.

Durch die Übung soll den Teilnehmenden bewusst werden, dass sie über ihren Körper auf ihre Gefühle Einfluss nehmen können. Möglicherweise vorhandene irrationale Annahmen wie „Wenn ich mich mit meinen Gefühlen beschäftige, werden sie immer stärker und das halte ich nicht aus" können damit überprüft und korrigiert werden. Das Üben von achtsamer *Bauchatmung* oder anderer körperlicher Strategien zur Anspannungsregulation (wie die *progressive Muskelrelaxation* nach Jacobson) sollte in Eigenverantwortung als Hausaufgabe durchgeführt und/oder als Mini-Intervention in die Orientierungs- oder Abschlussrunde integriert werden.

Umgang mit Ärger und Wut

Um den Umgang mit *Ärger und Wut* zu verbessern, sollte zunächst geklärt werden, warum wir diese Gefühle haben. Vielen Menschen ist nicht bewusst, dass auch diese unangenehmen Gefühle hilfreich sein können. Gerade Transgender und non-binäre Personen haben in ihrer Vergangenheit oft die Erfahrung gemacht, dass auf ihren Ärger über z. B. Vorgaben der Eltern über bestimmte Kleidungsauswahl oder geschlechtsspezifische Geschenke mit Unverständnis, Vorwürfen oder gar Strafen reagiert wurde. Sätze wie „Stell dich nicht so an, das ist doch nicht schlimm", „Du bist so undankbar, dann bekommst du eben keine Geschenke mehr", „Wenn du das Kleid nicht anziehst, musst du zu Hause bleiben" haben mitunter dazu geführt, dass Ärger als unnötig und sinnlos erlebt wird. Bisweilen haben viele Betroffene die Annahme, dass das Zeigen von Ärger „es nur noch schlimmer macht“ und sich deshalb angeeignet, ihren Ärger zu unterdrücken. Mithilfe des Arbeitsblattes 12 (Meine Gefühle und ich; vgl. Abschnitt 4.5.2) können derartige Lernerfahrungen identifiziert und Konsequenzen für das heutige Ich hinterfragt werden.

Die Angst vor dem Ärger sollte zunächst validiert werden und im zweiten Schritt sollten Möglichkeiten aufgezeigt werden, um Betroffene an dieses Gefühl heranzuführen. Dies kann durch *Interventionen zum kontrollierten Abreagieren* erfolgen. In der Gruppe kann dies durch gemeinsames *Altpapier-Zerreißen* durchgeführt werden. Die Gruppenmitglieder bekommen dafür jeweils einen kleinen Stapel mit alten Zeitungen oder Werbeprospekten, Kartonverpackungen o. Ä. ausgeteilt und werden dann dazu angeleitet, sich zunächst in sensu in eine Situation hineinzuversetzen, die sie verärgert hat. Um den Zugang zu erleichtern, können alternative Begrifflichkeiten von Ärger in der Instruktion zur Vorbereitung der praktischen Übungen angeboten werden. Zudem können typische Denkmuster benannt werden, die Ärger und Wut fördern:

> „Denken Sie bitte an eine Situation, die Sie genervt hat. In der Sie innerlich mit den Augen gerollt oder aufgestöhnt haben. Vielleicht erinnern Sie sich an eine Unterhaltung, in der Sie sich total ungerecht behandelt oder unverstanden gefühlt haben. Eine Situation, in der Sie überhaupt nicht verstehen konnten, dass jemand so ganz anders denkt als Sie selbst. Oder etwas Nerviges, was Ihnen immer wieder passiert. Vielleicht hatten Sie Gedanken wie ‚Das hat der oder diejenige extra gemacht‘ oder ‚Das ist nicht auszuhalten‘ oder ‚Die Welt ist ungerecht‘. Versetzen Sie sich zurück in diese Situation und spüren Sie in den Körper. Können Sie Anspannung in den Schultern, in den Händen spüren?“

Sobald alle eine Situation gefunden haben, dürfen sie – weiter gedanklich mit der Ärgersituation beschäftigt – das Altpapier mit den Händen zerreißen, zerknüllen, darauf herumtrampeln, bis sie eine Abschwächung der Gefühle wahrnehmen können. Um die angelernten und verinnerlichten Hemmungen zu überwinden, ist es hilfreich, wenn die Gruppenleitung bei dieser Übung mitmacht. Als Hausaufgabe kann auch alternativ das Zerschmettern von Flaschen im Altglascontainer besprochen und jegliche Art von sportlicher Betätigung als Möglichkeit aufgezeigt werden, die körperliche Aggression und Kraft, die mit dem Wutgefühl einhergeht, abzubauen, ohne sich oder anderen Personen dabei zu schaden. Beispiele sind hier das Boxen in ein Kissen, Sprinten, Holz hacken, Tauziehen usw.

4.5.4 Kognitive Strategien der Emotionsregulation

Während körperbezogene Interventionen zur Emotionsregulation besonders gut für die Regulation starker Anspannung geeignet, jedoch nicht ganz unabhängig von Ort, Situation und Verfügbarkeit von Materialien sind, können *kognitive Strategien* unabhängig davon eingesetzt werden. Sie wirken aber meist in hohen Anspannungsbereichen weniger gut, da sie Konzentration und bewusstes Denken erfordern, was bei stark aktivierten Emotionen nur bedingt möglich ist. Je besser die Strategien verinnerlicht sind, desto besser sind sie zugänglich, wenn es darauf ankommt. Die Teilnehmenden sollten daher zum Üben und Wiederholen motiviert werden, wenn die Anspannung gering ist – sowohl in der Sitzung als auch zu Hause in Form von schriftlichen Disputationen ihrer typischen Angstgedanken, Sorgen und Befürchtungen.

Disputation stressauslösender und stressverstärkender Gedanken

Leitfaden zur Disputation stressauslösender und stressverstärkender Gedanken

1. *Konkretisieren des Gedankens:* Wie genau lautet die Befürchtung? Was heißt „mich blamieren“? Wie genau sieht es aus, wenn ich „ausraste“? Was genau bedeutet es, wenn ich „abgelehnt“ werde? Was könnten die anderen genau denken/tun? Was genau befürchte ich als Konsequenz daraus?
2. *Gedanken zu Ende denken:* Was wäre das schlimmste Szenario? Was genau passiert im schlimmsten Fall? Was würde dann als nächstes passieren? Was würde/könnte ich dann als nächstes tun? Was würde dann daraufhin wohl geschehen?
3. *Hinterfragen des Gedankens:*
   - Realitätscheck/Wahrscheinlichkeitsprüfung: Wie wahrscheinlich ist das? Was spricht für und was gegen die Gültigkeit des Gedankens? Gibt es Gegenbeispiele/Gegenbeweise? Entspricht der Gedanke einer Tatsache oder nur einer Annahme?
   - Kosten-Nutzen-Analyse: Ist es hilfreich, so zu denken, um meine Ziele (kurz- und lang-

fristige) zu erreichen? Wobei hilft mir der Gedanke, woran hindert er mich? Hilft er mir, um mich besser zu fühlen? Was gewinne ich, wenn ich den Gedanken behalte? Was, wenn ich ihn aufgebe?
4. *Entwickeln hilfreicher Alternativgedanken:* Wie könnte eine mildere/freundlichere Formulierung des Gedankens lauten? Was würde ich einer geliebten Person an gleicher Stelle sagen?

Die Fragen können gemeinsam in der Gruppe anhand von konkreten Beispielen einzelner Personen besprochen werden.

Liste stressmildernder Gedanken

Alle sollten für sich persönlich hilfreiche Alternativgedanken mitschreiben, die sie auch auf eigene negative Gedanken bezogen anwenden können, sodass jede Person am Ende eine *Liste mit stressmildernden Gedanken* erarbeitet hat. Die Sätze sollten kein „Schöngerede“ der ursprünglichen Gedanken sein, d.h. nicht übertrieben oder einfach ins Positive umgekehrte Annahmen darstellen, sondern für die jeweilige Person selbst auch plausibel und glaubhaft sein. Das schließt ein Reframing jedoch nicht aus. So könnte etwa aus einem ängstlich-selbstabwertenden Gedanken wie „Ich bin ein Angsthase, ich bin immer total unsicher“ eine freundliche Selbstbezeichnung entstehen wie „Ich bin ein sicherheitsliebender Mensch und bin gerne vorbereitet“. Als Hausaufgabe können die Teilnehmenden ihre positiven Selbstverbalisationen regelmäßig durchlesen. Die neuen Gedanken prägen sich umso besser ein, je häufiger sie wiederholt werden. Hier kann auch dazu angeregt werden, dies schriftlich zu tun, sie laut auszusprechen oder auch eine Tonbandaufnahme anzufertigen und diese dann immer wieder anzuhören.

Beispiele für stressmildernde Gedanken

- Andere machen auch Fehler. Es muss nicht immer alles 100 %ig sein.
- Meine Sorgen im Vorfeld ändern nichts am Ergebnis in der Zukunft.
- Ich kann andere nicht ändern, aber mir selbst Gutes tun.
- Ich werde stolz auf mich sein, wenn ich es überstanden habe.
- Ich habe in der Vergangenheit schon Ähnliches geschafft.
- Eins nach dem anderen.
- Was andere über mich denken, ändert nichts an meinem Wert.

Festigung der hilfreichen Gedanken

Eine Möglichkeit zur Festigung der hilfreichen Gedanken, die zugleich emotionsaktivierend ist, bietet sich in einer schriftlichen Hausaufgabe an, bei der die Teilnehmenden sich ihr Leben mit den „neuen“ Gedanken vorstellen sollen und die von der sogenannten „Feenfrage“ oder „Wunderfrage“ aus der lösungsorientierten Kurzzeittherapie abgeleitet ist. Hierfür kann das Arbeitsblatt 13 (Mein Leben unter neuen Voraussetzungen) genutzt werden (vgl. Abb. 12).

Arbeitsblatt 13

Mein Leben unter neuen Voraussetzungen

Stellen Sie sich folgende Situation vor: Ab sofort gelten nur noch Ihre neuen, stressmildernden Gedanken. Die alten nervigen, beängstigenden und verunsichernden Gedanken gehören der Vergangenheit an – als hätte sie jemand aus dem Kopf herausgelöscht. Wie sieht Ihr Alltag jetzt aus? Was machen Sie anders als bisher? Wie sehen Ihre Beziehungen aus? Wie fühlen Sie sich?

Nach dem Aufstehen bewege ich mich rücksichtsvoll, aber nicht mucksmäuschenstill in der Wohnung, ohne Angst, meine Mitbewohnenden zu wecken. Ich fahre nicht zwei Busse früher, weil ich mich einfach kurz entschuldigen kann, falls ich zu spät kommen sollte. Wenn ich eine Aufgabe bei der Arbeit nicht schaffe, frage ich nach Hilfe und sage meinem Vorgesetzten, dass ich etwas nicht weiß oder nicht kann. Ich setze mir realistische Ziele und mache Pausen, wenn ich eine Sache geschafft habe oder merke, dass meine Konzentration nachlässt. Ich melde mich im Fitnessstudio an und wenn ich nach meinem Namen gefragt werde, sage ich meinen Wahlnamen und zeige meinen Ergänzungsausweis vor. Einladungen zu Partys nehme ich an, egal ob ich viele Personen kenne oder nicht. Wenn ich eine Person sympathisch finde, spreche ich sie an und stelle mich vor. Ich habe mehr Kontakte und fühle mich nicht mehr so allein. Meine Sorgen und Gedanken teile ich mit anderen und wenn ich mich über Reaktionen ärgere oder verunsichert bin, frage ich nach und melde meine Wahrnehmung zurück. Wenn ich auf Ablehnung stoße, sage ich mir „Es ist ok, nicht von allen gemocht zu werden, ich mag ja auch nicht jeden und jede".

Abbildung 12: Festigung der hilfreichen Gedanken – Beispiel (Arbeitsblatt 13)

4.6 Themenblock VI: Selbstwert

Übergeordnete Inhalte und Ziele		
• Verständnis von Entstehung und Aufrechterhaltung des Selbstwerts • Strategien zur Stärkung und Stabilisierung des Selbstwerts • Aufbau von Selbstbehauptungsfähigkeit, Selbstwirksamkeitserwartung und selbstsicherem Verhalten im Umgang mit Konflikten • Stärkung sozialer Kompetenzen		
Ablauf und Interventionen	**Ziele**	**Materialien**
Definition „Selbstwert“: • Brainstorming • Impulsfragen	• Erfassung von Vorwissensstand • Schaffen eines einheitlichen Begriffsverständnisses und Ausgangsbedingungen	–
Entstehung und Aufrechterhaltung eines geringen Selbstwerts: • Psychoedukation: kognitiv-behaviorales Modell von Fennell (1997, 2016) • Situations- und Verhaltensanalyse • geleitetes Entdecken	• Aufbau von Problemverständnis • Ableitung von Veränderungsmöglichkeiten • Stärkung von Veränderungszuversicht	• Schale mit Murmeln oder anderen kleinen Gegenständen
Ressourcen für den Selbstwert erkennen und erarbeiten: • Merkmale und Rollenspiele zu selbstsicherem Verhalten • Erarbeitung von Antwortstrategien • Selbstfürsorgetagebuch	• Verhaltensänderungen zur Stärkung des Selbstwerts • soziale Kompetenzen in verschiedenen Situationen verbessern, Selbstsicherheit und Selbstwirksamkeit stärken • Verbesserung von Selbstfürsorge	• Whiteboard/Flipchart
Denkfehler erkennen und korrigieren: • Liste typischer Denkfehler • ABCDE-Technik, Perspektivwechsel	• Veränderung dysfunktionaler Gedanken und der Haltung sich selbst gegenüber zur Stärkung des Selbstwerts	• Schale mit Murmeln oder anderen kleinen Gegenständen
Stärkenarbeit: • positive Selbstaussagen sammeln und vorstellen (Selbst- und Fremdlob) • Gruppenübung *Ich mag an dir, dass ...* • ggf. Meilensteinübung	• Ressourcenaktivierung und -stärkung, Stabilisierung des Selbstwerts • Stärkung der Gruppenkohäsion und sozialen Beziehungen als Ressource	• Arbeitsblatt 14: Meine Stärken • Papier und Stifte • bunte Moderationskarten, Filzstifte
Weitere Interventionen zur Stärkung des Selbstwerts: • wohlwollende Begleiterin bzw. wohlwollender Begleiter • Positiv-Tagebuch • mitfühlender Brief an sich selbst	• Förderung positiver Selbstverbalisationen	–

Das Thema Selbstwert nimmt erfahrungsgemäß einen großen Teil der Therapie ein und wird von den meisten Transgendern und non-binären Personen in Anliegen und Zielen formuliert in Form des Wunsches, den eigenen Selbstwert oder das Selbstwertgefühl zu verbessern oder zu stärken.

4.6.1 Definition „Selbstwert"

Eine erste Annäherung an das Thema kann wieder durch ein *Brainstorming* erfolgen. Ziel ist es, das bisherige Verständnis und Vorwissen der Teilnehmenden zu erfassen und ein grundlegendes Verständnis über den Selbstwert als Wert, den sich eine Person selbst zuschreibt, zu gewinnen. Unter Umständen kann die Gruppe auch gemeinsam eine *Definition* formulieren. Anregungen vonseiten der Therapeutin bzw. des Therapeuten können durch *Impulsfragen* gegeben werden. Weiter sollte darauf geachtet werden, dass sowohl auf die gedankliche als auch die emotionale und verhaltensbezogene Ebene menschlichen Erlebens Bezug genommen wird. Beispiele für Impulsfragen nach Fehm und Weidmann (2023) lauten:

1. Wie würden Sie einem außerirdischen Wesen beschreiben, was der Selbstwert ist?
2. Kennen Sie Personen mit einem hohen/niedrigen Selbstwert? Woran machen Sie das aus? Was macht diese Person aus? Was unterscheidet Personen mit hohem und mit geringem Selbstwert?
3. Wodurch/durch wen oder was wird der Selbstwert bestimmt?
4. Ist der Selbstwert immer gleich oder verändert er sich (über die Zeit, in verschiedenen Situationen oder Lebensbereichen)?
5. Spielen auch andere Personen eine Rolle für den eigenen Selbstwert? Welchen?
6. Kann man den eigenen Selbstwert beeinflussen? Wie?
7. Gibt es einen Zusammenhang/Unterschied zu verwandten Begriffen wie Selbstbewusstsein, Selbstakzeptanz, Selbstzufriedenheit, Selbstsicherheit, Selbstwirksamkeit?
8. Wie würden Sie Ihren eigenen Selbstwert beschreiben? Wovon hängt ihr Selbstwert ab?

4.6.2 Entstehung und Aufrechterhaltung eines geringen Selbstwerts

Nachdem eine Begriffsklärung stattgefunden hat, folgt die Frage nach der Entstehung des Selbstwerts. Nach Fehm und Weidmann (2023) existiert zum störungsunabhängigen und -übergreifenden Verständnis von Selbstwert bzw. zur Erklärung der Entstehung eines geringen Selbstwerts nur ein explizites Erklärungsmodell: *das kognitiv-behaviorale Modell* von Melanie Fennell (1997, 2016; vgl. Abb. 13).

Entstehung

Wesentlich für die Entstehung des Selbstwerts (oberer Teil vom Abb. 13) sind demnach prägende Erfahrungen, die meist in der Kindheit und Jugend und im Kontakt mit den nächsten Bezugspersonen gemacht wurden. Aber auch spätere Erfahrungen mit Gleichaltrigen, Lehrenden oder mit dem Kollegium und Vorgesetzten können eine Rolle spielen. Das wiederholte Erleben negativer Erfahrungen von mangelnder Wertschätzung, überhöhten Ansprüchen, Invalidierungen oder Ausgrenzungen führen zu negativen Grundannahmen oder Glaubenssätzen über sich selbst, die als wahr und gültig angenommen und erlebt werden. Daraus ergeben sich dann nach typischen Lernprinzipien individuelle Regeln („Lebensregeln"). Im Folgenden wird die *Entstehung eines geringen Selbstwerts* anhand von Beispielen verdeutlicht, welche in ähnlicher Form mit der Gruppe im Plenum erarbeitet werden können. Dabei bietet es sich an, sowohl Beispiele mit Bezug zur Geschlechtsidentität als auch andere Lebensbereiche aufzugreifen, um erneut eine Reduktion der Teilnehmenden auf ihr Transsein oder ihre Non-Binarität zu vermeiden und das universelle Gefühl von Menschlichkeit und Verbundenheit zu fördern.

Fallbeispiel: Herr A. – geschlechtsbezogen, allgemeiner Anpassungsbezug

Herr A. identifiziert sich als Transmann. In seiner Kindheit hat er sehr genau vorgeschrieben bekommen, wie er sich verhalten und was er anziehen soll. Er erinnert sich z. B. ganz genau an seine Kommunion, an der er ein Kleid tragen musste, obwohl er sich darin extrem unwohl und wie verkleidet gefühlt hat. Auch wurde es ihm untersagt, in den Fußballverein zu gehen, und seine Eltern arrangierten immer wieder Verabredungen mit anderen Mädchen, bei denen er sich stets unwillkommen und nicht zugehörig erlebte. Er habe immer das Gefühl gehabt, anders zu sein, sei häufig ausgegrenzt und vor der Klasse bloßgestellt worden. Mehrfach hat er versucht, sich den Vorstellungen der Eltern zu widersetzen, was immer in Streit ausgeartet ist. Auch Annäherungsversuche in der Jungengruppe seien gescheitert. Wenn er z. B. beim Fußball mitspielen wollte, habe er immer von den Gleichaltrigen ge-

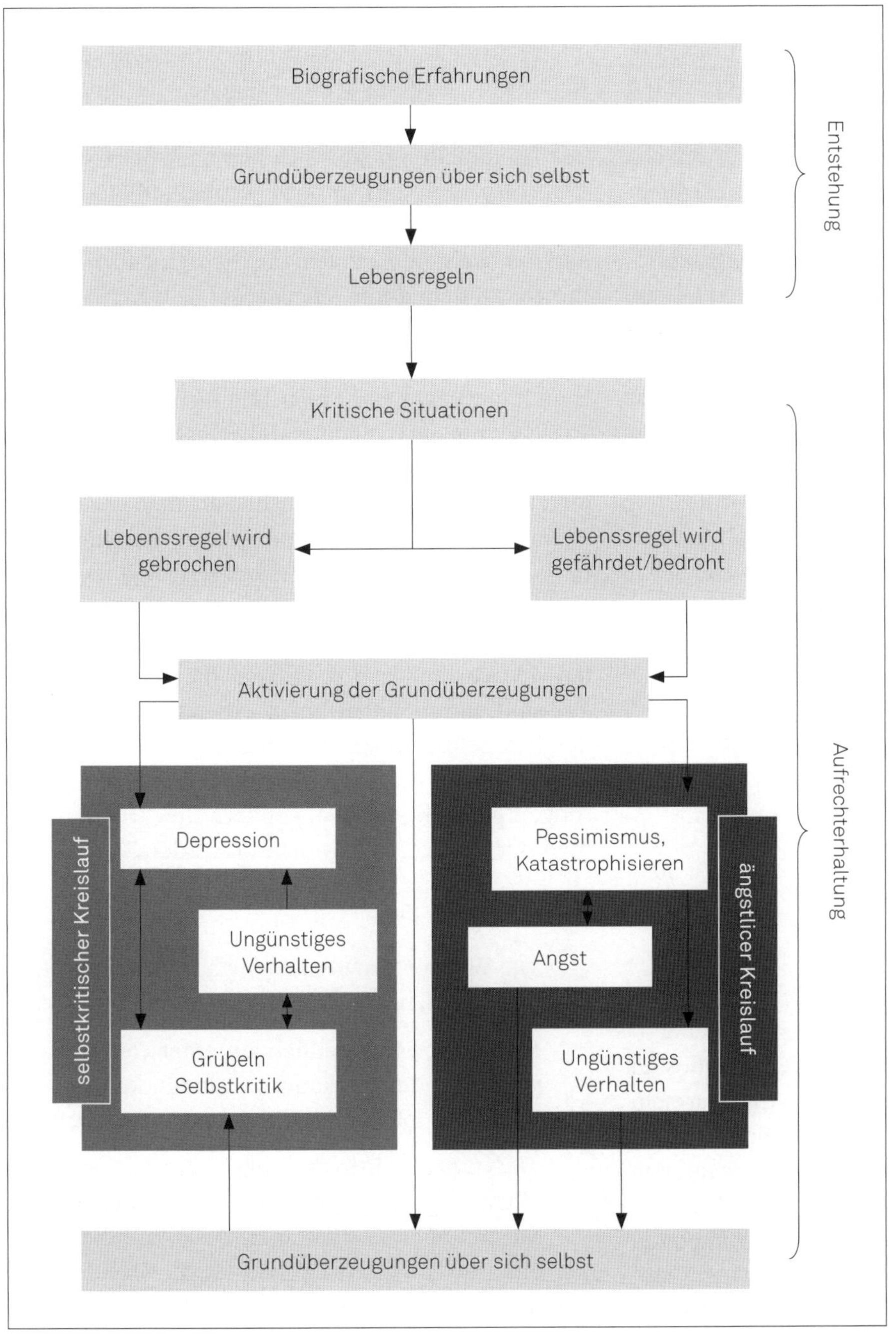

Abbildung 13:
Das kognitiv-behaviorale Modell von Fennell (1997, 2016)

hört, dass dies nichts für Mädchen sei, er zu langsam sei und nicht mithalten könne. Keiner habe ihn in der Mannschaft haben wollen *(biografische Erfahrungen)*. Aufgrund seiner Erfahrungen hat Herr A. Annahmen über sich selbst entwickelt wie „Meine Bedürfnisse zählen nicht", „Ich gehöre nicht dazu", „Ich bin unerwünscht" *(Grundüberzeugungen über sich selbst)*. Aus diesen Annahmen heraus hat er gelernt, Zusammenhänge abzuleiten, nach denen er sein Verhalten ausrichtet wie „Ich muss Anforderungen anderer gerecht werden, sonst gibt es Streit" und „Wenn ich etwas nicht kann, werde ich nicht gemocht" *(Regeln)*.

Fallbeispiel: B. – geschlechtsunabhängig, spezifischer Leistungsbezug

B. identifiziert sich als non-binär. In der Kindheit wurde stets viel Wert auf schulische Leistung gelegt. Gute Noten wurden gelobt und mit Zuwendung belohnt, bei schlechten Ergebnissen wurde Nachhilfe von den Eltern organisiert und es wurde mit Hausarrest und Fernsehverbot gestraft. Die Eltern waren beide beruflich sehr erfolgreich und stark eingespannt, selten wurde gemeinsame Freizeit verbracht oder nach Hobbys und Interessen gefragt. Wenn der Vater nach Hause kam, erkundigte er sich als erstes nach der Schule. B. wurde immerzu gesagt, dass gute Noten wichtig seien, um später das Geschäft des Vaters erfolgreich weiterführen zu können. Vor Freunden und Verwandten äußerte der Vater stets, wie stolz und glücklich er sei, das Geschäft an B. übergeben zu können und in guten Händen zu wissen. Der berufliche Werdegang (Abitur, Studium) wurde von den Eltern vorgeschrieben, alternative Überlegungen und Wünsche (Auslandsjahr, Ausbildungsberuf) vehement abgelehnt *(biografische Erfahrungen)*. B. entwickelt daraufhin Überzeugungen wie „Mein beruflicher Erfolg ist wichtiger als alles andere" oder „Ich darf nicht selbst entscheiden" *(Grundüberzeugungen über sich selbst)*. Daraus leitet B. für sich folgende Schlussfolgerungen ab: „Wenn ich scheitere, gibt es Ärger und ich enttäusche andere", oder „Ich muss erfolgreich sein, um Anerkennung zu bekommen" *(Regeln)*.

Merke

Die wenigsten Menschen äußern gerne öffentlich bewusst negative Glaubenssätze über sich selbst, weil sie sich dafür schämen und Angst haben, dass die anderen dann genauso schlecht über sie denken. Daher ist hier mit Zurückhaltung und Hemmungen in der Gruppe zu rechnen.

Hemmungen in der Gruppe lassen sich gut mit der *Murmelintervention* in Anlehnung an das Murmelfeedback nach Tobias Linke (in Rachow, 2016) auflösen: In die Mitte des Raums wird eine Schale mit Murmeln gestellt. Aus dieser kann immer dann eine Murmel herausgenommen werden, wenn eine Aussage von anderen bei sich selbst wiedererkannt wird. Durch die nonverbale Äußerung von Zustimmung kann die sprechende Person verstärkt werden und Angst und Scham können abgeschwächt werden. Alternativ eignen sich auch andere kleine Gegenstände wie Kieselsteine oder Büroklammern.

Abgeschlossen ist die Erarbeitung des Modells zur Entstehung eines geringen Selbstwerts, wenn alle Personen ein paar *persönliche Glaubenssätze* formuliert und ihre individuellen Regeln daraus abgeleitet haben. Diese sollten schriftlich formuliert und aufgehoben werden, da sie im späteren Modul zur Körperbildarbeit noch einmal aufgegriffen bzw. ergänzt werden sollen.

Aufrechterhaltung

Im zweiten Teil des Modells von Fennell (vgl. Abb. 13) geht es um die *Aufrechterhaltung des niedrigen Selbstwerts*. Hierzu kann eine klassische *Situations- und Verhaltensanalyse* erarbeitet werden anhand eines aktuellen Beispiels einer Person aus der Gruppe, die eine für sie auf den Selbstwert bezogene belastende Situation vorstellt. Das Vorgehen der Therapeutin bzw. des Therapeuten richtet sich hier nach dem *geleiteten Entdecken*. Ziel ist es, dass die Aufrechterhaltungsmechanismen und vor allem die eigenen Anteile daran bewusst werden: Eine Person, die sich entsprechend ihrer Grundannahme verhält (sei es durch Vermeidung, Anpassung oder sonstiges Verhalten, das kurzfristig Sicherheit verspricht und Schutz gegen das Eintreffen der negativen Erwartung bietet), verhält sich so, als würde die Grundannahme tatsächlich stimmen und wird auch entsprechende Reaktionen und Bestätigungen dafür erfahren. Manche Personen neigen hier eher dazu, befürchtete Situationen zu vermeiden und bzw. oder durch besondere Anstrengungen „vorbereitet" zu sein (vgl. ängstlicher Kreislauf in Abb. 13), andere wiederum werten sich innerlich ab oder stellen sich vor anderen schlechter dar, als sie eigentlich sind, um mögliche Kritik von außen zu vermeiden (vgl. selbstkritischer Kreislauf in Abb. 13). Beides führt jedoch dazu, dass keine korrigierenden Erfahrungen gemacht werden, sondern die Grundannahmen nur bestätigt und verstärkt werden.

Beispieldialog:

Th.: Wer von Ihnen hat denn kürzlich eine Situation erlebt, in der Sie sich wertlos erlebt haben?

Frau B.: Ich war neulich auf einer Geburtstagsparty, auf der ich kaum jemanden kannte, und habe mich total fehl am Platz und wertlos gefühlt.

Th.: Ist es für Sie in Ordnung, wenn wir uns diese Situation gemeinsam genauer anschauen und herausfinden, ob es da einen Zusammenhang mit einer Ihrer früheren Erfahrungen, Grundannahmen und Regeln gibt, die Sie eben identifiziert haben?

Frau B.: Ja, gerne, ich erlebe sowas immer wieder. Ich habe noch überlegt, ob es besser wäre, nicht auf die Party zu gehen, weil ich das schon befürchtet habe. Aber wenn ich nicht gehe, fühle ich mich auch immer schlecht und allein, irgendwie überflüssig, weil die anderen Spaß haben und mich nicht dazu brauchen.

Th.: Wenn Sie also hingehen, fühlen Sie sich fehl am Platz, und wenn Sie daheimbleiben, fühlen Sie sich überflüssig. Das klingt ja ganz nach einer ausweglosen Situation für Ihren Selbstwert. Erkennen Sie denn eine Ihrer Regeln, die auf dieser Party verletzt wurde? Oder eine Sorge, dass eine Regel verletzt werden könnte, wenn Sie daheim geblieben wären?

Frau B.: Ich hatte ständig den Gedanken, dass die anderen sich über mich lustig machen, weil ich trans bin, oder mich langweilig oder komisch finden, wenn ich was sage. Das ist dann wohl eine meiner Grundannahmen „Ich bin komisch und die anderen mögen mich nicht". Und weil ich davon ausgegangen bin, habe ich mich nicht an den Gesprächen beteiligt und bin früh heimgegangen.

Th.: Da haben Sie also negative Annahmen über sich und Erwartungen über die anderen gehabt. Welcher Regel sind Sie denn da gefolgt, indem Sie sich zurückgezogen haben?

Frau B.: Hm, vielleicht „Wenn ich mich unauffällig verhalte, kann ich nicht abgelehnt werden".

Th.: Ja, das macht Sinn. Das war dann für Sie die beste Lösung für diesen Abend: Sie sind zur Party hingegangen, um sich nicht ausgeschlossen und allein zu fühlen, und haben sich dann still verhalten, um sich vor möglichen Konflikten und Ablehnung zu schützen.

Frau B.: Ja, genau, so waren meine Überlegungen für die Entscheidung.

Th.: Und trotzdem waren Sie damit nicht wirklich glücklich und haben sich wertlos gefühlt.

Frau B.: Genau. Weil sich ja niemand mit mir unterhalten hat. Ich glaube, es hat nicht mal jemand gemerkt, dass ich früh gegangen bin. Und damit hat sich ja genau das bestätigt, was ich ohnehin immer denke: Ich bin uninteressant und überflüssig.

Th.: Also, Ihre negative Grundannahme hat sich bestätigt. Wie sind Sie denn damit umgegangen?

Frau B.: Ich bin dann direkt schlafen gegangen, um mir nicht weiter Gedanken machen zu müssen. Ich grübele sonst immer ewig, woran das liegt und ob es deswegen ist, weil ich trans bin und dass es besser wäre, wenn ich das nicht bin. Und dann verzweifle ich immer, weil ich das ja nicht ändern kann und ziehe mich noch mehr zurück. Das ist dann wie ein Teufelskreis, und ich bin total deprimiert und mag mich gar nicht. Und ich habe dann auch Angst vor einem Wiedersehen mit den Leuten, jetzt z. B. von der Party, wenn ich die in der Uni dann wiedersehe, dass die mich erst recht doof finden.

Th.: Sie sind dann sehr selbstkritisch und suchen nach einem Fehler bei sich, grübeln und ziehen sich zurück. Und die Sorgen und Erwartungen, dass sich die anderen negativ Ihnen gegenüber verhalten, steigen noch mehr. Also, Selbstkritik und Angst werden stärker, das sind ja gleich zwei negative Folgen.

Frau B.: Ja, also eigentlich macht es das alles nur noch schlimmer und ich stecke fest. Da würde ich gerne rauskommen.

Th.: Das verstehe ich. Dann überlegen wir doch mal gemeinsam, wie das gelingen könnte. Vielleicht kennen ja andere ähnliche Situationen und Gedanken.

Damit ist die Aufrechterhaltung des geringen Selbstwerts durch die Bestätigung der negativen Grundannahmen im Sinne einer selbsterfüllenden Prophezeiung erklärt. Im Weiteren können dann Veränderungsmöglichkeiten abgeleitet werden; auch dies erfolgt durch geleitetes Entdecken. Ziel ist es, sowohl verhaltensbezogene Ansätze als auch kognitive Umstrukturierung dysfunktionaler Gedanken (Grundüberzeugungen und Regeln) als Chancen für Veränderung aufzuzeigen, indem neue und damit positive Erfahrungen gemacht werden.

4.6.3 Ressourcen für den Selbstwert erkennen und erarbeiten

Als *Lernziel* soll den Teilnehmenden am Ende dieser Einheit bewusst sein, dass sie ihre negativen Gedanken überprüfen und verändern können, dass ein selbstsicheres Verhalten erlernbar ist und dass sich darüber auch der Selbstwert positiv beeinflussen lässt. Im Folgenden werden einige Möglichkeiten vorgestellt, Ressourcen für den Selbstwert zu stärken; einerseits durch eine Veränderung des Verhaltens, andererseits durch die Veränderung der Gedanken und Haltung sich selbst gegenüber.

Selbstsicheres Verhalten

Um den Selbstwert über eine *Veränderung des Verhaltens* positiv zu beeinflussen, können soziale Kompetenzen durch Erarbeiten allgemeiner Merkmale selbstsicheren Verhaltens gestärkt werden. Die Therapeutin bzw. der Therapeut kann hierzu die in Tabelle 10 angeführten Merkmale vorgeben, die inhaltliche Operationalisierung erfolgt dann im Austausch in der Gruppe. Eine Verschriftlichung am Whiteboard oder Flipchart dient der Strukturierung.

Tabelle 10: Merkmale selbstsicheren Verhaltens

Sprache	• angemessene Lautstärke (gut verständlich für die Empfängerperson in Abhängigkeit von Umgebungsgeräuschen, Entfernung usw.) • klare und deutliche Aussprache • einfach verständliches und konkretes Vokabular • aktiv statt passiv („ich möchte“ statt „es wäre schön, wenn“) • freundlich und zugleich bestimmt • angemessenes Sprechtempo
Inhalt	• Ich-Botschaften • eigene Gedanken und Gefühle benennen und kurz begründen (erklären und verstehbar machen, nicht rechtfertigen) • eigene Bedürfnisse und Wünsche äußern • eigenen Standpunkt erläutern und den des Gegenübers erfragen • Verstandenes wiedergeben und sich rückversichern, um Missverständnisse zu vermeiden • Kompromisse vorschlagen oder eingehen, wenn keine Einigung möglich ist • Kritik sachlich und konstruktiv äußern • Kritik annehmen und wirken lassen
Körperhaltung, Gestik und Mimik	• Blickkontakt halten • der Emotion entsprechend (z. B. Ärger oder Trauer zeigen, nicht „weglächeln“) • Gestik zur Unterstützung des Gesagten • zugewandte und offene Körperhaltung • fester Stand

Angemessenes Verhalten kann trainiert werden. So können durch *Rollenspiele* spezifische Situationstypen aufgegriffen werden. Hierzu gehören Situationen wie Smalltalk führen oder neue Kontakte knüpfen, bestehende Beziehungen gestalten (sich selbst genauso wichtig nehmen wie andere, Bedürfnisse äußern, mit Kritik umgehen, Konflikte lösen, sich abgrenzen, Hilfe einfordern und annehmen), Rechte durchsetzen, sich selbst behaupten, sich wehren. Über die Erprobungen in der Gruppe hinaus sollten immer auch Übungen zur Umsetzung im Alltag in der Sitzung festgelegt und in der Folgestunde nachbesprochen werden. Dabei sollen die Übenden die Reaktionen der beteiligten anderen Person bewusst beobachten und sich unmittelbar nach der Situation kurze Notizen hierzu machen. Dies dient der Verankerung positiver Erfahrungen sowie der Lenkung der Aufmerksamkeit weg von unsicherer Selbstbeobachtung nach außen auf das Gegenüber.

Mögliche Übungsaufgaben zwischen den Sitzungen

- *Fremde Personen ansprechen:* Nach dem Weg oder der Uhrzeit fragen.
- *Kontakte knüpfen:* Auf einer Party eine Unterhaltung führen und dabei etwas von sich selbst erzählen.
- *Sich selbst wichtig nehmen:* Bei gemeinsamen Entscheidungsfragen die eigene Präferenz äußern, statt sich anzupassen.
- *Bedürfnisse äußern:* Grundbedürfnisse wie Hunger, Müdigkeit oder den Wunsch, etwas allein sein zu wollen, äußern und dem auch nachgehen, auch wenn andere dies gerade nicht teilen.
- *Kritik annehmen:* Sich für eine Rückmeldung bedanken und entgegnen, sich darüber in Ruhe Gedanken machen zu wollen, statt direkt darauf einzugehen.
- *Konfliktlösung:* Eigene Gedanken und Gefühle in Ich-Form äußern und Standpunkt des Gegenübers erfragen, Kompromiss vorschlagen.
- *Abgrenzung:* In einer Gruppe eine abweichende, konträre Meinung vertreten, statt sich der Mehrheit anzuschließen.
- *Hilfe einfordern und annehmen:* Jemanden um einen Gefallen bitten, Angebote der Unterstützung annehmen, ohne eine Gegenleistung dafür anzubieten.
- *Recht durchsetzen:* Einen Artikel umtauschen, auf einem reserviertem Sitzplatz bestehen oder eine falsche/mangelhafte Essenslieferung reklamieren.
- *Selbstbehauptung, Wehrhaftigkeit:* Eigene Grenzen und unangemessenes Verhalten anderer aufzeigen, Konsequenzen bei Wiederholung rückmelden und einleiten (z. B. sich Hilfe holen, Anzeige erstatten).

Antwortstrategien

Eine immer wiederkehrende schwierige Situation für Transgender und non-binäre Menschen ist der Umgang mit sehr intimen und persönlichen Fragen von Personen, die fremd oder nur flüchtig bekannt sind, oder Fragen in Situationen gestellt zu bekommen, die unangemessen erscheinen. Oft sind Unsicherheiten die Folge, was nicht selten zu einer Beantwortung wider Willen, einer eher aggressiven Antwortreaktion oder einem beschämten Rückzug führt. Mit allen genannten Varianten fühlen sich die Betroffenen in aller Regel unwohl, kennen aber keine angemessene Alternative oder trauen sich diese nicht zu. Hilflosigkeit und Ärger gegen die anderen oder sich selbst sind die Folge. Mit der Erarbeitung von *Antwortstrategien* kann dies gelöst werden.

Antwortstrategien – Beispiele

- Mögliche Reaktionsstrategien auf die unangemessen erlebte Frage „Was hast du da denn für Narben an der Brust, hast du da was machen lassen?"
- *Humor:* Sich eine absurde Antwort ausdenken wie „Ach, das ... Ich bin beim Mondspaziergang unglücklich von einem Kometen gestreift worden".
- *Aufgreifen der Selbstoffenbarung des/der Fragenden:* Rückfrage stellen wie „Es ist dir wichtig, das zu wissen?"
- *Spiegeln:* Aufzeigen der Intimität, Rückfrage oder Gegenbeispiel formulieren wie „Das ist eine ganz schön persönliche Frage" oder „Wie würdest du dich fühlen, wenn ich dich nach sowas Privatem wie Operationen fragen würde?"
- *Direkte Rückmeldung:* Eigene Grenzen benennen und rückmelden wie „Das ist mir zu persönlich, darauf möchte ich jetzt nicht antworten".
- *Zeit verschaffen:* Eigene Überraschung ausdrücken durch „Oh, mit so einer Frage habe ich jetzt nicht gerechnet".

Die beschriebenen Rollenspiele fokussieren Probleme und Defizite in interaktionellen Themen. Durch die Verbesserung von Kompetenzen – auch in Form von Trainieren zwischen den Sitzungen als Hausaufgaben – können der Selbstwert stabilisiert und das Selbstwertgefühl verbessert werden.

Selbstfürsorge

Ergänzend spielt die Selbstfürsorge im Umgang mit sich selbst und im Alleinsein eine weitere wichtige Rolle zur Stärkung des Selbstwerts. Die Gruppenmitglieder werden hierfür angeleitet, ein *Selbstfürsorgetagebuch* zu erstellen, in dem sie jeden Tag eine selbstfürsorgliche Aktivität planen und die Umsetzung protokollieren (vgl. Fehm und Weidmann, 2023).

Selbstfürsorgliche Aktivitäten – Beispiele

- Pausen machen
- ausreichend und ausgewogen Essen und Trinken, das Lieblingsessen zubereiten
- auf gute Schlafhygiene achten (genug schlafen, rechtzeitig zu Bett gehen)
- sich bewegen, Sport machen
- einem Hobby nachgehen (vgl. Abschnitt 4.3.1: Persönliche Liste positiver Aktivitäten)
- etwas Neues ausprobieren
- etwas alleine tun, was sonst nur mit anderen stattfindet (z. B. ins Kino gehen)
- sich belohnen, sich etwas Nettes sagen

In der Nachbesprechung sollte erfragt werden, ob die Umsetzung stattgefunden hat, und wenn nicht, was die Person stattdessen getan hat. Wie waren die Stimmung und das Gefühl während der Umsetzung bzw. Alternativbeschäftigung? Die oben beschriebenen Übungen bzw. Aktivitäten als Form der Selbstwertarbeit sollten über lange Zeit durchgeführt und Veränderungen beobachtet werden. Hat sich an den Gedanken und den Gefühlen vor/während/nach der Umsetzung etwas verändert? Bei Umsetzungsschwierigkeiten kann auf die Übung *Hindernisse und Lösungsmöglichkeiten* aus Block III (vgl. Abschnitt 4.3.3) zurückgegriffen werden.

4.6.4 Denkfehler erkennen und korrigieren

Neben Verhaltensänderungen kann auch eine *Veränderung der Gedanken und Haltung sich selbst gegenüber* zur Stärkung des Selbstwerts beitragen. Ein wichtiger Schritt hierfür ist es zunächst, Selbstabwertungen zu erkennen. Dies kann in den Sitzungen durch

Rückmeldung und Benennen seitens der Gruppenleitung, aber auch seitens der Gruppenmitglieder selbst unterstützt werden. Im Verlauf können die Einzelnen dadurch immer mehr in die Selbstbeobachtung kommen und negative Aussagen über sich selbst eigenmächtig reduzieren. Hilfreich hierfür ist eine Sichtbarmachung, was wieder durch eine *Murmelübung* geschehen kann: Personen, die sich fortlaufend klein machen, sich selbst kritisieren oder sich im Voraus entschuldigen, können dazu aufgefordert werden, bei jeder derartigen Aussage eine Murmel aus einem Säckchen in eine Schale zu legen, um am Ende der Stunde eine sichtbare Rückmeldung über die Häufigkeit ihrer Selbstabwertungen zu bekommen. Erfahrungsgemäß dauert es deutlich weniger Sitzungen als erwartet, bis die Schale fast leer bleibt.

Weitere, klassische kognitiv-verhaltenstherapeutische Übungen dienen der Veränderung selbstabwertender Gedanken in mildere, nachsichtigere und liebevollere Gedanken. Hierbei ist es von großer Bedeutung, dass die ursprünglichen Gedanken nur so weit verändert werden, dass die betroffene Person die neuen Gedanken auch für sich annehmen und „glauben“ kann. Ein übertriebenes „Schönreden“ führt eher zu Reaktanz als zu einer Veränderung und positiven Beeinflussung des Selbstwertgefühls. Ziel ist es, dass zunächst *typische Denkfehler* vermittelt werden, die dann im nächsten Schritt aufgespürt und korrigiert werden. Es folgen einige Beispiele für selbstwertbezogene dysfunktionale Gedankenmuster. In Kapitel 4.5 (Block V: Emotionen) finden sich weitere Beispiele mit Bezug zu angst-, scham- und ärgerbezogenen Kognitionen.

Typische Denkfehler

- *Verallgemeinern* (Generalisieren von einzelnen Aspekten auf Allgemeingültigkeit): „*Alles* an mir ist komisch“, „*Immer* passiert mir das“.
- *Katastrophisieren* (Wahrscheinlichkeit und/oder Ausmaß einer negativen Erwartung wird überschätzt): „Meine Eltern werden mich hassen und nie wieder mit mir reden, sie werden mein Studium nicht mehr finanzieren, ich kann meinen Abschluss nicht machen, werde keinen Job finden, meine Wohnung verlieren und dann will auch niemand mehr etwas mit mir zu tun haben und ich habe gar nichts mehr“.
- *Unfaire Vergleiche* (einseitig oder ohne Berücksichtigung von Hintergrundbedingungen): „Drei Personen haben wieder viel besser abgeschnitten als ich“.
- *Alles-oder-Nichts-Denken,* oft gepaart mit *Perfektionismus* (es wird nur in Extremen gedacht): „Ich bekomme nichts hin“, „Es zählt nicht, wenn es nicht perfekt ist“.
- *Voreilige Schlussfolgerungen/Muss-Denken* (das Ergebnis einer Sache oder Situation wird in einer bestimmten Art vorweggenommen und genauso gefordert): „Wenn mein Deadname auf der Kursliste A stand, steht er garantiert auch auf Kursliste B“, „Dieses Mal muss es klappen, dass ich richtig gegendert werde“.
- *Gedankenlesen* (willkürliche und zugleich negative Bewertung von Gedanken, Aussagen, Verhalten anderer): „Die anderen denken sich bestimmt, dass mit mir etwas nicht stimmt“.
- *Selbstschutzdenken* (etwas Negatives erwarten, sich selbst etwas einreden, um nicht verletzt zu werden): „Ich darf nicht weinen, sonst sehen andere meine Schwäche“, „Der Antrag auf Kostenübernahme wird sowieso abgelehnt“.
- *Punktesammeln* (Selbstwert von Leistung oder Erfüllung von Erwartungen abhängig machen): „Nur wenn ich Forderungen von anderen erfülle, werde ich gemocht“, „Nur wenn ich anderen helfe, kann ich auch Hilfe einfordern“.

Die Korrektur der Denkfehler erfolgt mithilfe der *ABCDE-Technik.* Die Buchstaben stehen für die folgenden Schritte:

- Auslösende Situation,
- Bewertung,
- Konsequenzen (consequences),
- Disput,
- Effekt.

Die ABCDE-Technik beinhaltet die einfache Strategie des *Perspektivwechsels,* um die Denkfehler aufzuspüren und Alternativgedanken zu formulieren. Die Teilnehmenden sollen sich hierfür die Frage stellen, was sie einer nahestehenden Person in der gleichen Situation sagen würden (vgl. Tab. 11).

Tabelle 11: Beispiele für die Anwendung der ABCDE-Technik

A – Auslösende Situation	B – Bewertung (automatisch, negativ/irrational)	C – Konsequenzen (emotional, Verhalten)	D – Disput (Infragestellung, Aufspüren der Denkfehler)	E – Effekt (Alternativgedanke, emotionale Konsequenz, Alternativverhalten)
Mit Deadname angesprochen worden.	Ich werde nie so akzeptiert werden, wie ich bin. Ich bin anderen total egal.	Traurig. Ziehe mich zurück.	Schwarzmalen („nie"), Verallgemeinern („total")	Vielleicht war es keine Absicht, die Person hat mich bisher immer nett behandelt und kennt meinen neuen Namen noch nicht so lange. Ich könnte sie nochmal darauf hinweisen und darum bitten, meinen Deadnamen nicht mehr zu nennen. Fühle mich ruhiger, zuversichtlich, suche das Gespräch.
Gruppe von Jugendlichen in der Bahn schaut rüber, tuschelt, kichert.	Die lachen mich aus, die sehen meine weibliche Brust.	Schäme mich, habe Angst, dass sie rüberkommen oder noch mehr Leute mich anstarren. Steige bei der nächsten Station aus und laufe den Rest, komme zu spät deswegen.	Voreiliges Schlussfolgern, Gedankenlesen	Die könnten über alles mögliche gelacht haben. Und selbst wenn: Es ist egal, was sie über mich denken. In der Bahn sitzen noch viele andere Menschen, die mich unterstützen könnten. Wenn mich also jemand anfeindet, kann ich laut und deutlich sagen, dass sie mich in Ruhe lassen sollen. Fühle mich stark, konzentriere mich wieder auf meinen Podcast und fahre weiter.

4.6.5 Stärkenarbeit

Positive Selbstaussagen sammeln und vorstellen

Nachdem über den „Umweg" durch den Perspektivwechsel bereits eine Strategie zur selbstwertdienlichen Gedankenumstrukturierung erlernt wurde, sollen auch direkt auf das Selbst bezogene positive Aussagen gefördert werden. Hierzu dient das Arbeitsblatt 14 (Meine Stärken; vgl. Abb. 14). Die Teilnehmenden sollten nach dem Ausfüllen dazu ermuntert werden, ihre Stärken in der Gruppe vorzustellen, um die weit verbreitete Scham aufgrund von Annahmen wie „Eigenlob stinkt" zu überwinden. Zudem kann die Übung im Anschluss um positive Rückmeldungen der Teilnehmenden untereinander erweitert werden. Das Annehmen von Lob und Komplimenten wird hierdurch geübt. Die Gruppenleitung sollte dabei bagatellisierende und vernichtende Reaktionen der Empfängerperson markieren und unterbinden. Die jeweilige Person kann sich zur Vorstellung der eigenen Stärkung und zum Empfangen des ergänzenden positiven Feedbacks in die Mitte der Gruppe setzen. Die Teilnehmenden ergän-

Arbeitsblatt 14

Meine Stärken

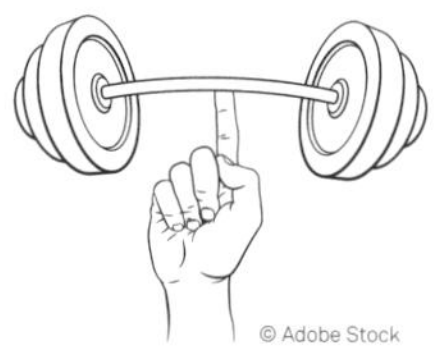
© Adobe Stock

Das gefällt mir an meinem Äußeren (Outfit, Styling, Körper):

Ich mag meine Haare und ihre Struktur, ich kann sie oft färben, stylen, so oft verändern, wie ich will. Manchmal wechsle ich meine Frisur jede Woche und meine Haare machen die ganzen Strapazen gut mit. An meinem Körper gefallen mir meine Füße und meine Hände. Für meinen Style bekomme ich oft Komplimente, und ich mag es selbst auch, dass ich meine Kleidung und meinen Schmuck immer nach meiner Stimmung auswähle und mich dadurch ganz gut ausdrücken kann.

Damit kenne ich mich gut aus (Wissen, Kenntnisse, Erfahrungen, Beruf, Interessen, Hobbys):

Ich kenne mich ziemlich gut mit Outdoor-Survival-Themen aus und war schon oft Zelten. Wochenlang ohne Zivilisation in der freien Natur ist für mich kein Problem und macht mir keine Angst. Ich weiß genau, was ich alles mitnehmen muss und kenne mich auch gut mit essbaren Pflanzen aus, kann Feuer machen usw.

Das kann ich gut (Fertigkeiten, Fähigkeiten im Beruf und Freizeit):

Ich kann gut zuhören und andere zum Lachen bringen. Ich kann mich gut allein beschäftigen, mir wird nie langweilig und ich bin kreativ.

Das zeichnet mich aus und macht mich liebenswert (Charaktereigenschaften, Persönlichkeitsmerkmale, Besonderheiten, Vorzüge):

Ich bin geduldig mit anderen und ausdauernd, wenn ich mir ein Ziel gesetzt habe.

Das ist mir in letzter Zeit gut gelungen (konkrete Verhaltensweisen, erreichte Ziele):

Ich habe besser auf meine Schlafhygiene geachtet und bin rechtzeitig ins Bett gegangen. Letzte Woche beim Arztbesuch habe ich mich nicht so schnell „abfertigen" lassen, sondern habe alle Fragen gestellt, die ich mir vorgenommen hatte.

Abbildung 14: Beispiel für eine Sammlung von persönlichen Stärken (Arbeitsblatt 14)

zen die zuvor genannten Stärken um ihre Beobachtungen, die sie im bisherigen Verlauf der Gruppe von der betroffenen Person gewonnen haben. Um die eben genannten Abwehrreaktionen zu unterbinden und das Annehmen von Lob zu fördern, empfiehlt es sich, dass die Fokusperson sich die Rückmeldungen der anderen auf ihrem Arbeitsblatt mitschreibt und die Stärken damit ergänzt. Um später noch Selbst- und Fremdlob unterscheiden zu können, kann hierzu eine anderen Stiftfarbe genutzt werden.

Durch das Sitzen inmitten der Gruppe ist die eben beschriebene Übung sehr emotionsaktivierend. Erfahrungsgemäß ist es für Betroffene sehr ungewohnt, positiv über sich zu denken, und erst recht, öffentlich über sich zu sprechen – sind doch die Angst vor Ablehnung (vgl. Abschnitt 4.2.2 zum Minoritätenstress) und ein verletzter kindlicher Anteil aufgrund negativer Erfahrungen internalisiert. Dass sich „neu" zunächst auch „falsch" anfühlt, sollte von daher an dieser Stelle normalisiert und eine wertfreie Haltung unterstützt werden. Als Vergleich kann eine Veränderung einer willkürlichen Gewohnheit herangezogen werden wie etwa das Falten der Hände: Ist hier intuitiv immer der linke Daumen oben, fühlt es sich „falsch" an, wenn die Hände nun so ineinandergelegt werden, dass der rechte Daumen oben ist. Im Endeffekt ist es aber nicht per se „richtig" oder „falsch". Die Gewöhnung an das positive Selbstwertgefühl und somit die Stärkung des gesunden Erwachsenenanteils kann nun konkret unterstützt werden, indem nach Bereichen gesucht wird, in denen die Teilnehmenden bereits von sich überzeugt sind, wie folgender Beispieldialog veranschaulichen soll.

Beispieldialog:

Th.: Welche Fähigkeit oder Eigenschaft, welchen Teil von sich finden Sie absolut gut, ohne Wenn und Aber?

Pat.: Dass ich mich gut um meine Katze kümmere und generell auf Tierwohl und die Umwelt bedacht bin.

Th.: Ok. Wenn Sie nun jemand dafür kritisieren würde, z. B. sagen würde, dass das ja gar nichts bringt, dass Sie der Welt damit keinen ausreichenden Dienst erweisen, wie würden Sie darauf reagieren?

Pat.: Dann würde ich sagen, dass ich das anders sehe und dass mein Beitrag besser ist als keiner. Und wenn die andere Person bei ihrer Meinung bleibt, dann kommen wir eben nicht zusammen. Ist mir egal.

Th.: Sehen Sie, da haben Sie es also: Selbstsicherheit und vom eigenen Wert überzeugt sein, heißt, unabhängig vom Außen zu sein. Das Außen, also andere Menschen und deren Meinung und Bewertungen, sind nicht wichtig, wir stehen unabhängig davon zu uns selbst.

„Ich mag an dir, dass ..."

Eine weitere Alternative zur Stärkenarbeit kann die Gruppenübung *Ich mag an dir, dass ...* darstellen. Dabei haben zunächst alle ein leeres Blatt Papier vor sich, auf dem die Überschrift der Übung sowie der eigene Name notiert wird. Dann wird das Blatt im Uhrzeigersinn eine Person weiter gereicht. Diese vervollständigt den Satz „Ich mag an dir, dass ..." auf dem *unteren* Rand des Blattes und knickt dann die geschriebene Zeile um, bevor das Blatt wieder eine Person weiter gereicht wird. Der Vorgang wird wiederholt, und dabei wird jedes Mal der geschriebene Satz umgeknickt, damit die nächste Person unbeeinflusst von den bereits genannten Punkten den Satzanfang ergänzen kann. Jede Person schreibt damit für jede andere Person einen Satz auf, bis das Blatt wieder bei der Ausgangsperson angekommen ist. Die Seite kann dann wie eine Ziehharmonika aufgeklappt und durchgelesen werden. Gegebenenfalls kann bei kleinen oder bei sehr aktiven und miteinander verbundenen Gruppen eine zweite Runde angeschlossen werden, bevor die Blätter aufgeklappt werden.

Meilensteinübung

Eine Möglichkeit zur Stärkung des Selbstwerts, bei der gezielt auf die Transitionsprozesse Bezug genommen werden kann, stellt die *Meilensteinübung* dar. Dafür werden die Teilnehmenden jeweils mit einem kleinen Stapel bunter Moderationskarten und einem dicken Filzstift ausgestattet und aufgefordert, je Karte einen für sie persönlich wichtigen Transitionsschritt („Meilenstein") aufzuschreiben. Dabei können sowohl unsichtbare innere Erkenntnisse als auch soziale, juristische, medizinische oder sonstige auf das Aussehen bezogene Aspekte der Transition genannt werden. Nach dieser vorbereitenden Stillarbeitsphase kann immer eine Person ihre Karten auf dem Boden im Raum in einer Linie auslegen und die einzelnen Karten in der Gruppe vorstellen, in dem sie sich jeweils Schritt für Schritt von einer zur nächsten Karte im Raum fortbewegt und erläutert, was mit den einzelnen Meilensteinen gemeint ist. Auch zukünftige, angestrebte Meilensteine, die derzeit anvisiert und gewünscht sind, können hierbei mit aufgenommen werden. Abschließend stellt sich die vorstellende Person auf die aktuelle Position ihres abgebildeten Weges und dreht sich so, dass der bereits bewältigte Weg vor ihr liegt. Diese Visualisierung und durch die Bewegung im Raum spürbar gewordene Anstrengung, die bereits bewältigt wurde, kann so nochmals verstärkt werden. In der Regel sind die Personen überwältigt von dem, was sie bereits geschafft haben und es können sich Stolz, Freude und auch Zuversicht für künftige Herausforderungen einstellen. Zudem gewinnen auch andere im Sinne von Modelllernen und stellvertretender Verstärkung an Mut und Kraft, ihren eigenen Weg (weiter) bewältigen zu können.

4.6.6 Weitere Interventionen zur Stärkung des Selbstwerts

Der Block zur Verbesserung des Selbstwerts kann optional durch weitere Übungen ergänzt werden, die sich in der Psychotherapie bewährt haben (vgl. zur Vertiefung: Germer & Neff, 2017; Potreck-Rose & Jacob, 2019; oder Fehm & Weidmann, 2023).

Wohlwollende Begleiterin bzw. wohlwollender Begleiter

Die Gruppenmitglieder werden angeregt, sich eine wohlwollende Begleiterin oder einen wohlwollenden Begleiter innerlich vorzustellen und dieser oder diesem auch einen Namen zu geben. Für manche Menschen kann es ausreichend sein, sich diese „nur" vorzustellen, anderen fällt es leichter, wenn die Figur an etwas Gegenständliches geknüpft ist. Dies kann beispielsweise ein Stofftier sein.

Die wohlwollende Begleiterin oder der wohlwollende Begleiter blickt mit Verständnis und liebevoll auf uns. Hilfreich dabei kann es sein, sich vorzustellen, was man selbst einer anderen Person Gutes tun oder sagen würde, oder was eine gute Freundin tun würde, um uns Trost zu spenden.

Es bietet sich an, diese Übung am Ende einer Stunde durchzuführen und die Gruppenmitglieder aufzufordern, bis zur nächsten Sitzung jeden Tag mindestens einmal innezuhalten und sich zu fragen, was die wohlwollende Begleiterin oder der wohlwollende Begleiter einem heute Gutes sagen kann. Ergänzend können die Gruppenmitglieder auch gebeten werden, ihre ganz persönliche wohlwollende Begleiterin oder ihren wohlwollenden Begleiter zur nächsten Gruppensitzung mitzubringen.

Positiv-Tagebuch

Das Positiv-Tagebuch kann ähnlich dem Selbstfürsorgetagebuch im Sinne einer Übung zwischen den einzelnen Gruppensitzungen geführt werden, indem die Gruppenmitglieder sich jeden Tag in Form einer Tagesreflexion fragen, was heute alles gut und schön war. Hilfreiche Impulsfragen können dabei sein:

- Was war heute schön?
- Was habe ich heute geschafft?
- Was hat mir heute gutgetan?
- Worüber habe ich mich heute gefreut?

Mitfühlender Brief an sich selbst

Die beiden genannten Übungen können abschließend dadurch zusammengefasst oder ergänzt werden, dass die Gruppenmitglieder angeregt werden, beispielsweise bis zum Ende des Gruppenprogramms einen Brief an sich selbst zu schreiben. Dabei sollen sie sich vorstellen, sie wären eine andere, wohlwollende Person, die ihnen Trost spendet und ihre schönen und guten Seiten beschreibt.

4.7 Themenblock VII: Körperbild

<table>
<tr><th colspan="3">Übergeordnete Inhalte und Ziele</th></tr>
<tr><td colspan="3">• Konzept der „Body Neutrality“
• Akzeptanz des eigenen Körpers
• Strategien zur Reduktion von Körperschemastörungen und Aufbau einer realistischen Selbstwahrnehmung</td></tr>
<tr><th>Ablauf und Interventionen</th><th>Ziele</th><th>Materialien</th></tr>
<tr><td>Einstieg in das Thema:
• Überprüfung von Grundannahmen auf körperbezogene Überzeugungen
• Achtsamkeitsübung Positive und negative Gedanken über meinen Körper</td><td rowspan="2">• Erfassung von Selbstwahrnehmung und des aktuellen Körperbildes und Einstellung zum eigenen Körper
• Identifizierung und Abbau körperbezogenem Kontroll- und Vermeidungsverhalten
• Aufbau von Problemverständnis und Motivation zur Auseinandersetzung mit dem eigenen Körper</td><td>• Papier und Stifte</td></tr>
<tr><td>Theoretische körperbezogene Übungen:
• Übung Briefe an den eigenen Körper
• Körperampel
• Impulsfragen: Identifizierung von körperbezogenem Kontroll- und Vermeidungsverhalten
• Aufmerksamkeitslenkung: Experiment zur akustischen Wahrnehmung</td><td>• Arbeitsblatt 15: Briefe an meinen Körper
• Papier und bunte Stifte (rot, gelb, grün)</td></tr>
<tr><td>Praktische körperbezogene Übungen:
• Seil-Übung
• Tür-Übung</td><td>• Konfrontation mit dem eigenen Körper
• Identifizieren und Reduzieren von Wahrnehmungsverzerrungen (Diskrepanzen zwischen subjektiver Selbstwahrnehmung und Realität)</td><td>• Faden oder Seil</td></tr>
<tr><td>Körperbezogene Gruppenübungen:
• Kleingruppen-Feedback So sehe ich dich
• Paar-Übung Meine Zeichnung von dir</td><td rowspan="2">• Aufdeckung von Diskrepanzen zwischen Selbst- und Fremdbild
• Öffnen von neuen Perspektiven auf den eigenen Körper
• Veränderung der Haltung gegenüber sich selbst (Abbau der negativ verzerrten Sichtweise auf sich selbst)</td><td>• Papier und Stifte</td></tr>
<tr><td>Körperfunktionen statt -bewertungen:
• Spiegel-Übung zur wertfreien Selbstbeschreibung
• Betrachtung der einzelnen Körperteile und ihrer Fähigkeiten und Nutzen</td><td>• Ganzkörperspiegel</td></tr>
<tr><td>Positives Körpergefühl und Ressourcenaktivierung:
• geeignete Übungen bzw. Maßnahmen zur Aktivierung von positivem Körpergefühl und Ressourcen (Hausaufgabe)</td><td>• körperbezogene Selbstfürsorge
• liebevoller Umgang mit dem eigenen Körper
• Verbesserung des Körpergefühls</td><td>–</td></tr>
</table>

Die Auseinandersetzung mit dem eigenen Körper und Körperbild ist für viele Transgender und nonbinäre Personen ein rotes Tuch, kommen doch viele mit dem Anliegen, ihren Leidensdruck durch die erlebte Geschlechtsinkongruenz mithilfe von Transitionsmaßnahmen und damit durch gezielte Veränderungen des Körpers zu reduzieren. Man könnte daher davon ausgehen, dass sich die Betroffenen viel mit dem eigenen Körper beschäftigen und ein gutes Bild davon haben, wie sie selbst aussehen. In der Praxis zeigt sich jedoch häufig Gegenteiliges: Die Beschäftigung mit dem eigenen Körper wird oft vermieden, da dies unangenehme Gefühle wie Ekel, Hass und Wut oder Trauer und Hoffnungslosigkeit hervorruft. In der Folge werden Körperpflege und -hygiene oft auf das Notwendigste reduziert und Situationen oder Aktivitäten, in denen dem Körper Aufmerksamkeit gewidmet wird, wenn möglich vermieden. Hierzu zählen z.B. der Blick in den Spiegel, Kleidung anprobieren und kaufen, aber auch Sport treiben sowie Intimität und Sexualität. Durch dieses körperbezogene Sicherheits- oder Vermeidungsverhalten wird nicht nur ein Verlust positiver Aktivitäten bewirkt, es geht auch der realistische und ganzheitliche Blick auf den eigenen Körper verloren. Der Fokus liegt dann ganz auf den (Geschlechts-)Merkmalen, die von der Person selbst abgelehnt werden. Styling, Bewegungen und viele weitere Alltagsentscheidungen und Verhaltensweisen werden danach ausgerichtet, diese Körperstellen zu verdecken. Der Aufmerksamkeitsfokus ist also auf die Vermeidung von Negativem und damit automatisch auch auf Verstärkung dessen ausgerichtet. Gern gemochte, als schön erlebte oder auch schlichtweg funktionale Merkmale des eigenen Körpers entgehen der eigenen Wahrnehmung, was das Unwohlsein im eigenen Körper weiter verstärkt. Es ist daher lohnenswert, Verzerrungen in der Selbstwahrnehmung (Körperwahrnehmungsstörung) zu identifizieren und zu reduzieren. Was dann an negativer Bewertung und Körperdysphorie noch „übrigbleibt", kann hinsichtlich Angleichungsmöglichkeiten durch (nicht) operative Transitionsmaßnahmen hinterfragt werden (vgl. Kap. 4.4: Block IV – Transition). Darüber hinaus kann den Betroffenen eine Unterstützung beim Erlernen einer akzeptierenden Haltung dem eigenen Körper gegenüber gegeben werden. Eine solche Haltung kann sowohl in Bezug auf den Umgang mit Grenzen von medizinischen Maßnahmen und nicht zufriedenstellenden Operationsergebnissen als auch für die Übergangszeit bis zur Umsetzung einer gewünschten Maßnahme hilfreich sein.

Merke

Wir folgen hier nicht dem Ansatz der Body-Positivity-Bewegung, welche die Aussage vertritt, dass alle Körper schön sind. Vielmehr soll es um den Ansatz der „Body Neutrality" gehen, bei dem es nicht um das Aussehen, sondern um einen neutralen Zugang zum Körper geht. Der Körper wird hierbei dafür geschätzt, dass er Sinneswahrnehmungen und Erlebnisse sowie soziale Kontakte ermöglicht, und es wird postuliert, dass der Mensch mehr als nur der Körper ist.

4.7.1 Einstieg in das Thema

Die folgenden theoretischen und praktischen Übungen orientieren sich an den Interventionen zur Veränderung des Körperbildes aus der Behandlung von Essstörungen (vgl. Legenbauer & Vocks, 2006). Der praktische Einstieg in das Modul „Körperbild" dient zunächst der Erfassung des Status quo: Wie nehmen die Teilnehmenden ihren Körper aktuell selbst wahr? Hier kann an die Erarbeitung von *Grundannahmen* über sich selbst (vgl. Kap. 4.6: Block VI – Selbstwert) angeknüpft werden, wenn das Selbstwertmodul bereits durchgearbeitet wurde. Die ggf. schon vorhandene Sammlung kann auf körperbezogene Überzeugungen hin überprüft und sofern nicht vorhanden, ergänzt werden. Dies stellt aber keine Voraussetzung für die Körperbildarbeit dar. Auch ohne diese „Vorarbeit" kann die folgende Achtsamkeitsübung *Positive und negative Gedanken über meinen Körper* durchgeführt werden (siehe Kasten).

Achtsamkeitsübung: Positive und negative Gedanken über meinen Körper

Für diese Übung werden die Teilnehmenden wie folgt angeleitet:

„Nehmen Sie eine entspannte Position ein, sodass sie einige Zeit bequem so sitzen können. Nun schließen Sie die Augen oder fixieren Sie einen neutralen Punkt vor sich auf dem Boden. Nehmen Sie einige tiefe Atemzüge und beobachten Sie, wie die Luft durch die Nase einströmt, sich der Brustkorb dehnt, der Bauch wölbt und beim Ausatmen wieder senkt. Spüren Sie, wie die warme Atemluft wieder aus der Nase ausströmt. Und nun beobachten Sie den Weg des Atems durch den Körper für einen Moment. *(Pause)* Jetzt richten Sie Ihre Aufmerksamkeit auf Ihren Körper. Welche Gedanken kommen Ihnen in den Kopf, wenn Sie an Ihren Körper denken? Lassen Sie alle Gedanken kommen, gute wie schlechte. *(Pause)* Wenn Ihre Gedanken abschweifen und Sie es bemerken, lenken Sie Ihre Aufmerksamkeit wieder behutsam zurück und beobachten Sie weiter, was sie über Ihren Körper denken. *(Pause)* Wenn Sie Gefühle wahrnehmen –, angenehme wie unangenehme – lassen Sie diese zu und beobachten Sie, worauf sie sich beziehen. Vielleicht nehmen Sie Ekel und Abneigung gegenüber einigen Körperteilen wahr. Vielleicht beobachten Sie, dass Ihre Gedanken an bestimmten Körperstellen regelrecht „hängenbleiben". Versuchen Sie, alles wahrzunehmen und den Gedanken in Bezug auf Ihren Körper freien Lauf zu lassen. *(Pause)* Und nun bitte ich Sie, wieder langsam mit der Aufmerksamkeit zurück in diesen Raum zu kommen. Nehmen Sie noch ein paar tiefe Atemzüge und dann öffnen Sie wieder die Augen, wenn Sie so weit sind."

Im Anschluss werden die Teilnehmenden aufgefordert, ihre Gedanken aus der Übung aufzuschreiben, sortiert nach positiven und negativen Gedanken. In der Nachbesprechung im Plenum erfolgt dann ein Austausch, der durch Fragen angeregt werden kann wie:

- „Was ist Ihnen aufgefallen, hat Sie etwas überrascht?"
- „Was war der erste Gedanke, der Ihnen eingefallen ist in Bezug auf Ihren Körper?"
- „Sind Ihnen mehr positive oder negative Gedanken in den Sinn gekommen?"
- „Kommen Ihnen einige Gedanken davon sehr bekannt vor? Welche sind das?"

Auch hier ist es empfehlenswert, Scham und Unsicherheiten durch die Murmelintervention (vgl. Abschnitt 4.6.2) abzufangen und einen offenen Austausch zu fördern.

4.7.2 Theoretische körperbezogene Übungen

Briefe an den eigenen Körper

Mit dem Arbeitsblatt 15 (Briefe an meinen Körper; vgl. Abb. 15) wird die Erfassung des aktuellen Körperbildes und der Einstellung zum eigenen Körper abgeschlossen. Diese Übung ist als Hausaufgabe gedacht und kann in der Folgesitzung nachbesprochen werden, indem die Briefe an den Körper vorgelesen und Rückmeldungen aus der Gruppe gegeben werden. Anteilnehmende Rückmeldungen und Identifikationsfeedback sollten dabei verstärkt werden. Erfahrungsgemäß ist die hier geforderte Selbstöffnung eine große Herausforderung, gleichzeitig aber auch sehr entlastend durch validierende Erfahrungen mit der Gruppe und stärkend für das Ich, sich verletzlich zu zeigen und damit Wertschätzung und Anerkennung statt Ablehnung zu erfahren.

Körperampel

Die *Körperampel* ist eine weitere Übung, die vor allem kreative Menschen anspricht. Die Teilnehmenden fertigen hierzu zunächst eine Skizze ihres aktuellen Körpers an. Dann markieren sie mit verschiedenen Farben entsprechend dem Ampelsystem Bereiche des Körpers:

- Grün: Das ist gut und soll bleiben.
- Gelb: Das ist okay und darf bleiben, ist aber nicht wichtig bzw. das wäre schön, wenn es sich verändert, muss aber nicht unbedingt.
- Rot: Das passt nicht und soll sich unbedingt verändern.

Identifizierung von körperbezogenem Kontroll- und Vermeidungsverhalten

Nachdem die Selbstwahrnehmung erfasst wurde, werden Implikationen aus den negativen Aspekten der aktuellen Haltung gegenüber dem eigenen Körper hinterfragt mit dem Ziel, körperbezogenes Kontroll- und Vermeidungsverhalten zu identifizieren. Hierfür können die folgenden Impulsfragen an die Gruppe gerichtet werden:

- „Gibt es Aktivitäten, die Sie meiden, weil Sie diese mit ihrem aktuellen Körper nicht tun möchten, wie z. B. Klettern gehen oder andere Sportarten betreiben?"
- „Gibt es Orte, die Sie meiden, wie z. B. Umkleidekabinen im Kaufhaus?"
- „Wie häufig und wie lange schauen Sie sich selbst im Spiegel an?"
- „Zeigen Sie sich nackt vor anderen, lassen Sie Intimitäten zu?"
- „Gehen Sie regelmäßig zur Hautkrebsvorsorge oder zu anderen ärztlichen Untersuchungen, auch wenn Sie sich dafür ausziehen müssen?"
- „Achten Sie darauf, eine bestimmte Position einzunehmen, wenn Sie sich in einem Raum mit anderen Menschen befinden oder wenn Sie in Gruppen unterwegs sind, damit andere möglichst wenig von Ihnen sehen können, wie z. B. immer hinten laufen?"
- „Nehmen Sie bestimmte Körperhaltungen nicht oder vermehrt ein, um von bestimmten Körpermerkmalen abzulenken, wie z. B. die Arme vor der Brust verschränken, um die Oberweite zu verstecken?"

Arbeitsblatt 15

Briefe an meinen Körper

Schreiben Sie zwei Briefe an Ihren Körper. Schreiben Sie auf, wie Sie zu Ihrem Körper stehen, wie Sie sich selbst sehen und was Sie an Ihrem Körper wahrnehmen. Schreiben Sie einmal an Ihren Körper als Freund und einmal als Feind.

Mein lieber Körper,

ich möchte dir einmal Danke sagen, dass du mich durch jeden Tag trägst und ununterbrochen mein Herz schlagen und meine Lunge atmen lässt. Durch deine Augen habe ich schon viele schöne Dinge gesehen und deine Muskeln haben mich schon viele tolle Sachen machen lassen (Fahrrad fahren, Schnorcheln, mit meinen Freunden Fußball spielen ...). Du hast schon so viele Erkältungen, Infekte und Wunden überstanden und bekämpft und mich immer wieder gesund werden lassen. Dafür möchte ich dir danken und ich hoffe, dass du noch ganz lange für mich da bist, weil ich noch so viel erleben möchte.

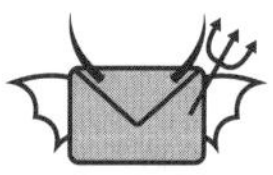

Mein blöder Körper,

warum bist du so falsch? Seit ich in die Pubertät gekommen bin, hast du ein Eigenleben entwickelt und dich so negativ verändert. Warum hast du mir das angetan? Warum musstest du Brüste bekommen und diese schrecklichen breiten Hüften? Wegen dir wurde ich in der Schule gemobbt, niemand hat mich ernst genommen und ich kann bis heute nicht einfach so auf die Herrentoilette gehen, weil ich immer angestarrt werde oder noch schlimmer. Wegen dir muss ich mich immer rechtfertigen und erklären, du bringst mich immer wieder in peinliche Situationen und lässt mich verzweifeln. Du hast Dinge, die ich nicht brauche, und dir fehlen andere Dinge, die ich brauche. Ich hasse dich und ich wünsche mir nichts mehr, als dass du dich veränderst und endlich wie ein männlicher Körper aussiehst.

Abbildung 15: Briefe an den eigenen Körper – Beispiel (Arbeitsblatt 15)

- „Gibt es etwas, was Sie tun oder anders machen würden, wenn Sie eine positivere Sicht auf Ihren Körper hätten?"

Mit der letzten Frage soll Offenheit gegenüber anderen Perspektiven auf den eigenen Körper angeregt und der Verstärkerverlust durch den Negativfokus verdeutlicht werden. Anders gesprochen: Wofür lohnt es sich, die folgenden Übungen zur Identifizierung von Körperwahrnehmungsstörung, d.h. Verzerrungen in der eigenen Körperwahrnehmung, durchzuführen? Den Teilnehmenden soll an dieser Stelle vermittelt werden, dass eine Fokussierung der Aufmerksamkeit auf eine Sache (in diesem Fall auf Körpermerkmale, die Dysphorie auslösen) zum einen die Wahrnehmung dessen verstärkt und es dadurch zu einer Überschätzung und Verstärkung von Belastungserleben kommen kann. Zum anderen führt es dazu, dass hierdurch andere Dinge (in diesem Fall die Wahrnehmung von gemochten oder zumindest neutralen Körperteilen und auch die Ausübung von positiven Aktivitäten) nichtiger erlebt oder gar nicht wahrgenommen werden. Herauszufinden, ob die eigene negative Wahrnehmung eine subjektiv verzerrte ist oder eine tatsächliche und objektiv erkennbare, kann somit als Chance zur Entlastung aufgezeigt werden. Permanente Anstrengungen zu unternehmen, etwas aus Angst vor Ablehnung zu verstecken, was für andere vielleicht gar nicht derart wahrgenommen wird, könnte dann reduziert werden. Angst, dass dabei die eigene negative Selbstwahrnehmung bestätigt wird, sollte hier vorwegnehmend von der Therapeutin bzw. dem Therapeuten angesprochen werden und die Perspektive der Body Neutrality verstärkt werden.

Aufmerksamkeitslenkung

Um zu verdeutlichen, dass die bewusste Aufmerksamkeit die Wahrnehmung beeinflusst, kann an dieser Stelle ein kleines *Experiment zur akustischen Wahrnehmung* mit der Gruppe gemacht werden. Die Teilnehmenden werden hierfür instruiert, sich auf ein bestimmtes Geräusch zu konzentrieren, etwa den Straßenlärm außerhalb der Praxis oder das Ticken der Uhr im Therapieraum. Nach einigen Minuten werden sie nach ihren Erfahrungen gefragt. In der Regel wird das Geräusch durch die bewusste Aufmerksamkeitsfokussierung lauter, mitunter überhaupt erst dann wahrgenommen – obwohl es sich objektiv messbar natürlich nicht verändert hat.

Beachte

Es geht hierbei nicht darum, Körper- bzw. Geschlechtsdysphorie aufzulösen. Menschen, die sich nicht kongruent zu dem bei Geburt zugewiesenen Geschlecht erleben, haben einen echten Leidensdruck und brauchen meist hormonelle und/oder operative Maßnahmen, um ihren Körper dem erlebten Geschlecht anzugleichen. Bei den hier beschriebenen Übungen und Interventionen geht es lediglich darum, den Betroffenen dabei zu helfen, diesen Leidensdruck nicht noch zusätzlich durch negative, d.h. eingeengt-verzerrte, ängstlich-unsichere Wahrnehmung zu verstärken. Dabei sind die Aufmerksamkeitslenkung und das Wissen über objektive und fremde Wahrnehmung vielmehr wie die Nutzung von Hilfsmitteln wie Binder oder Perücke, Make-up und Kleidung als eine Ressource zu betrachten. Indem die Betroffenen in kritischen Situationen oder in der Zeit bis zur Umsetzung von medizinischen Geschlechtsangleichungen darauf zurückgreifen können, sollen Selbstunsicherheiten und Ängste reduziert und der Umgang mit der Dysphorie situativ verbessert werden.

4.7.3 Praktische körperbezogene Übungen

Es folgen zwei Körperbildübungen zur Überprüfung der Selbstwahrnehmung im Vergleich zur Realität.

Seil-Übung

Für die *Seil-Übung* bekommen alle Teilnehmenden zwei gut 1 Meter lange Stücke Seil oder Faden, z.B. aus Wolle. Die Aufgabe besteht darin, einen wahrgenommenen, d.h. gefühlten Umfang eines Körperteils als Kreis auf den Boden vor sich zu legen. Für den Einstieg eignen sich hier weniger problematisch wahrgenommene Körperstellen wie Unterschenkel, Unterarm. Anschließend soll ebendiese Stelle mit dem zweiten Seil abgemessen und die Kreise sollen nebeneinander oder übereinander gelegt werden. In weiteren Wiederholungen sollen dann auch die Körperstellen entsprechend ihrer wahrgenommenen und tatsächlichen Größe abgebildet werden, mit denen die Betroffenen besonders negative Assoziationen verbinden, etwa eine übermäßig „groß und dominant" erlebte Oberweite bei Transmännern, „breit" empfundene Schultern bei Transfrauen oder auch kritisch bewertete Stellen wie Bauch und Hüfte, welche als „zu weiblich" oder „zu männlich" empfunden werden. Mit der optischen Rückmeldung der empfundenen und tatsächlichen Größe kann jede Person für sich damit ihre subjektive Wahrnehmung überprüfen und Annahmen über sich selbst hinterfragen, wenn Diskrepanzen erkennbar werden. Erfahrungsgemäß werden die Merkmale in die ungewünschte Richtung überschätzt, sodass es dadurch zu einer entlastenden Korrektur kommen kann.

Tür-Übung

Eine weitere erlebnisorientierte Intervention, die mehr auf die gesamte Körperbreite abzielt, ist die *Tür-Übung.* Aufgabe ist es hier, eine Tür gerade so weit zu öffnen, dass der Türspalt der erwarteten Körperbreite (Variationen frontal und seitlich) entspricht. Anschließend kann die Person sich in den Türspalt stellen und überprüfen, ob sie ihre Körperausmaße treffend oder über- bzw. unterschätzt hat. Auch hier schätzen sich Transfrauen, die sich eine rundliche und feminine Hüfte wünschen, oft zu schmal ein, während Transmänner mit dem Wunsch nach breiten Schultern sich selbst oft schmaler erleben, als sie tatsächlich sind.

Merke

Auch hier kann neben dem Bezug zu Körperdysphorie aufgrund von Geschlechtsdysphorie ein von der Geschlechtsidentität losgelöster Nutzen für diejenigen hervorgehen, die ihren Körper etwa wegen des Gewichts ablehnen und sich „dick" oder „mager" erleben.

4.7.4 Körperbezogene Gruppenübungen

Sind Diskrepanzen und Verzerrungen in der Selbstwahrnehmung identifiziert, können weitere Körperbildübungen zur Überprüfung der Selbstwahrnehmung im Vergleich zur Fremdwahrnehmung angeregt werden. Dies ist sowohl bei vorhandenen als auch bei nicht vorhandenen Fehleinschätzungen des eigenen Körpers hilfreich, da oft unabhängig davon ein Leidensdruck aufgrund der angenommenen Fremdwirkung besteht. Das mündliche Kleingruppen-Feedback *So sehe ich dich* dient zur Überprüfung dieser Erwartungen. In Dyaden oder Triaden machen sich die Teilnehmenden zunächst Notizen darüber, wie sie ihr Gegenüber wahrnehmen:

- „Was fällt Ihnen an Ihrem Gegenüber als erstes auf?"
- „An was denken Sie als erstes, wenn Sie jemandem Ihr Gegenüber beschreiben müssten?"
- „Was fällt Ihnen bei näherer Betrachtung noch auf?"
- „Gibt es etwas, das Sie ganz besonders an der Erscheinung Ihres Gegenübers mögen?"

Als Alternative oder Ergänzung kann je nach zeitlicher Kapazität auch eine kreative Umsetzung in Form der Paar-Übung *Meine Zeichnung von dir* angeboten werden, bei der sich die Teilnehmenden gegenseitig skizzenhaft zeichnen. Die zeichnende Person sollte dann der von ihr dargestellten Person in der Nachbesprechung erläutern, warum sie welche Merkmale in dieser Art und Weise dargestellt hat. Es geht dabei nicht um einen künstlerischen Anspruch, sondern um eine alternative Ausdrucksweise von persönlicher Wahrnehmung.

4.7.5 Körperfunktionen statt -bewertungen

Um die bereits angesprochene Haltung der Body Neutrality zu fördern und damit eine Veränderung der Haltung gegenüber sich selbst anzuregen, kann eine *Spiegel-Übung zur wertfreien Selbstbeschreibung* durchgeführt werden. Hierfür stellt sich eine Person vor einen Ganzkörperspiegel, wenn möglich in körperbetonter, enger Kleidung, und versucht, sich sachlich von oben bis unten zu beschreiben. Die Gruppe unterstützt, indem sie auf Wertungen aufmerksam macht und Alternativen zur wertfreien Beschreibung vorschlägt. Mögliche Formulierungen für die Aufgabe umfassen die Beschreibung von Verhältnissen einzelner Körperteile zueinander, Farben oder Formen.

Beispiel: Spiegel-Übung zur wertfreien Selbstbeschreibung

Ich habe einen Mittelscheitel, meine Haare fallen glatt über die Ohren bis auf Schulterhöhe und sind kastanienbraun. Meine Augen sind auf Höhe der oberen Ohrränder und der Abstand zueinander ist in etwa so groß wie die Länge eines einzelnen Auges. Mein rechtes Auge ist etwas tiefer als das linke, an den äußeren Rändern sind kleine Fältchen ...

Weiter kann der Blick auf die Funktionalität des Körpers durch *Betrachtung der einzelnen Körperteile und ihrer Fähigkeiten und Nutzen* gestärkt werden. Hierfür schreiben die Teilnehmenden zunächst einzelne Organe und Körperteile auf und benennen im nächsten Schritt deren Funktionen.

Beispiel: Betrachtung der einzelnen Körperteile und ihrer Fähigkeiten und Nutzen

Kiefer: Hilft mir beim Kauen.

Stimme: Dadurch kann ich mich unterhalten und äußern.

Ohren: Damit kann ich schöne Musik und auch meine Mitmenschen hören.

Schultern: Ermöglichen mir Beweglichkeit meiner Arme.

Arme: Damit kann ich meine Herzensmenschen umarmen.

...

4.7.6 Positives Körpergefühl und Ressourcenaktivierung

Als Hausaufgaben bieten sich während der Bearbeitung des Blockes „Körperbild" Übungen an, die ein *positives Körpergefühl aktivieren bzw. verstärken* und *Ressourcen für körperliches Wohlbefinden aktivieren.* Hierzu zählen eine ausgewogene Ernährung, Bewegung und Schlaf. Konkrete Aufgabenstellungen können sein:

- „In welchen Situationen fühlen Sie sich körperlich gut? Begeben Sie sich bewusst in der nächsten Woche in eine solche Situation."
- „Welche Möglichkeiten im Alltag gibt es, eigene körperliche Grundbedürfnisse zu erfüllen? Wo sehen Sie persönlichen Verbesserungsbedarf? Probieren Sie an einem Tag bewusst aus, dieses Potenzial mehr auszuschöpfen."
- „Mit welcher Ernährung fühlen Sie sich gut? Bereiten Sie sich bewusst eine Mahlzeit zu, die Ihnen gut schmeckt und Ihren Körper ausgewogen versorgt."
- „Versorgen Sie Ihren Körper ausreichend und regelmäßig mit genug (kalorienfreien) Getränken? Erinnern Sie sich regelmäßig (z. B. durch Handyalarm) daran, etwas zu trinken. Genießen Sie auch bewusst ein (alkoholfreies) Getränk, das Ihnen gut schmeckt."
- „Welche Alltagsbewegung findet an einem typischen Tag statt? Versuchen Sie, diese an einem Tag probeweise bewusst zu erhöhen (z. B. Laufen statt Fahren, Treppe statt Rolltreppe/Aufzug)."
- „Welcher Sport tut Ihnen gut und macht Ihnen Spaß? Wie können Sie diesen regelmäßig in Ihren Alltag integrieren? Probieren Sie eine Strategie für ein paar Wochen aus und beobachten Sie Ihre Fortschritte."
- „Welche Abendaktivitäten fördern Ihren Schlaf, wie viel Schlaf benötigen Sie? Überlegen Sie sich ein Einschlafritual und führen Sie es bewusst täglich über eine Woche oder an einem bestimmten Wochentag über mehrere Wochen hinweg durch."

4.8 Themenblock VIII: Abschluss

Übergeordnete Inhalte und Ziele		
• Therapieende • Abschied • Rückfallprophylaxe • Ausblick		
Ablauf und Interventionen	**Ziele**	**Materialien**
Individuelle Rückfallprophylaxe: • Ressourcensammlung und Notfallplan • Stühlearbeit: Rückblick und Ausblick • Übung *Postkarte an mich*	• Sicherung des Behandlungserfolgs • Ressourcenaktivierung	• Arbeitsblatt 16: Mein Werkzeugkoffer • drei Stühle • Postkartenset
Verabschiedung in und von der Gruppe: • Abschiedsübung *Mein weiterer Weg*	• Ressourcenaktivierung • Stärkung positiver Zukunftserwartung • Motivation • Selbstwirksamkeit • soziale Unterstützung	• Arbeitsblatt 17: Mein weiterer Weg • Buntstifte

4.8.1 Individuelle Rückfallprophylaxe

Bevor ein Gruppenmitglied die Gruppe verlässt, sollte zum einen eine individuelle Rückfallprophylaxe erarbeitet werden, zum anderen ein Abschied in und von der Gruppe stattfinden. Ebenso wie bei Neueinstieg einer Person in die bestehende Gruppe mit dem positiven Assoziieren eine wiederkehrende Übung durchgeführt wird, empfiehlt es sich auch beim Austritt, ritualisiert vorzugehen. Auf diese Weise kann sich niemand benachteiligt oder weniger wertgeschätzt erleben im Vergleich zu anderen, die zuvor bereits die Gruppe verlassen haben. Alle bekommen am Ende der Gruppentherapie das Gleiche und geben dies auch anderen zum Abschied mit. Das spart auch Zeit bei der Instruktion der Interventionen, da diese im Verlauf einem Großteil der Gruppenmitglieder bereits bekannt sind.

Ressourcensammlung und Notfallplan

Das Therapieende sollte frühzeitig eingeleitet werden. Es empfiehlt sich grundsätzlich, den Teilnehmenden im Verlauf regelmäßig einen Zwischenstand über bereits genutztes und noch verfügbares Kontingent von Therapieeinheiten mitzuteilen, da erfahrungsgemäß nicht alle Personen mitzählen. Ein überraschendes Ende sollte auf jeden Fall vermieden werden, da oft Unsicherheiten und Ängste mit dem Ende einer Therapie einhergehen. Insbesondere dann, wenn noch weitere Transitionsmaßnahmen beabsichtigt sind und demnach Indikationsschreiben in der Zukunft benötigt werden. Therapeutinnen und Therapeuten sollten (eigene und fremde) Möglichkeiten weiterer Unterstützung und Begleitung individuell besprechen. Dies sollte dann auch schriftlich in der individuellen Rückfallprophylaxe festgehalten werden. Diese wird demnach bereits einige Stunden vor der letzten Therapiesitzung begonnen und besteht im Wesentlichen aus einer *Ressourcensammlung* und einem *Notfallplan*. Das Arbeitsblatt 16 (Mein Werkzeugkoffer; vgl. Abb. 16) kann hierfür verwendet werden und als Hausaufgabe von der ausscheidenden Person bearbeitet und in der Gruppe nachbesprochen werden. Dabei sollte auf konkrete Formulierung geachtet und diese ggf. nachgebessert werden, z. B. die individuellen Namen und Telefonnummern unterstützender Kontakte statt allgemein „Freunde, Familie, Klinik“ aufzuschreiben. Auch bei den Frühwarnzeichen sollte genau nachexploriert werden:

> „Ist das wirklich das Erste, woran Sie merken, dass es Ihnen wieder schlechter geht? Oder könnten Sie

Arbeitsblatt 16

Mein Werkzeugkoffer

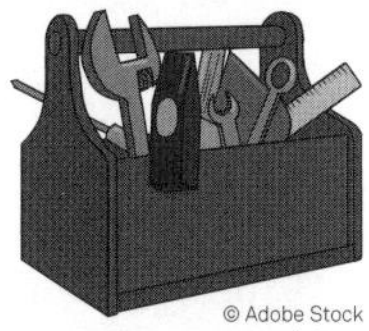
© Adobe Stock

Welche neuen Fähigkeiten und Fertigkeiten (Einstellungen, Verhalten) habe ich in der Behandlung gelernt, um mit meinen Problemen besser umgehen zu können?

Ich kann unangenehme Gefühle besser tolerieren und habe weniger Angst vor ihnen. Ich bin selbstsicherer, traue mir mehr zu und bin offener in sozialen Kontakten. Wenn meine Stimmung schlecht ist, erkenne ich meistens den Auslöser (Fehler gemacht, kritisiert worden und es persönlich genommen, mir zu hohe Ziele gesteckt und deswegen nicht erreicht, zu wenig geschlafen, mit Deadnamen angesprochen worden, bei anderen schnellere Veränderungen im Transitionsprozess gesehen ...) und weiß auch, was ich dann machen kann: Schlafhygiene verbessern, netter mit mir selbst sprechen, meine Freundin anrufen und darüber sprechen, was mich beschäftigt, Perspektivwechsel machen, Liste meiner persönlichen Stärken durchlesen.

Wofür hat es sich gelohnt, zur Gruppe zu kommen? Woran will ich mich im Alltag erinnern?

Gefühl, verstanden zu werden und nicht allein zu sein. Viele gute Tipps bekommen für Passing, Ablauf von OPs. Ich will mich immer daran erinnern, dass bei anderen auch nicht immer alles nach Plan läuft und dass „Reden hilft"!

Was ist nach wie vor schwierig und/oder könnte (zeitnah) wieder kritisch werden?

Familienbesuche, weil meine Großeltern noch nichts von meiner Trans-Identität wissen. Bewerbungen für einen Job, wenn ich mit der Uni fertig bin, weil ich meinen Namen noch nicht offiziell geändert habe.

Woran merke ich, dass sich mein Befinden verschlechtert? Was sind die ersten Anzeichen (Gedanken, Verhalten, Körpersymptome)?

Ich schlafe zu viel, auch tagsüber. Ich gehe nicht mehr zum Sport. Meine Wohnung ist unordentlich. Ich habe wieder häufiger den Gedanken, dass ich nicht gut genug bin, und mache mir Sorgen, ob ich etwas vergessen oder Fehler gemacht habe.

Wer unterstützt mich, wenn es schwierig wird? Welches professionelle Hilfsnetz steht mir zu Verfügung?

Meine beste Freundin Lea, mein Bruder. Meine Hausärztin Frau Dr. Müller und mein Endokrinologe Herr Dr. Winter. Die Selbsthilfegruppe Trans und der queere Stammtisch. Ich kann mich nochmal bei meiner Psychotherapeutin melden und nach einem Gespräch fragen. Wenn es ganz schlimm ist, gehe ich in die Notaufnahme der zuständigen Klinik oder rufe den Notruf, wenn ich das nicht mehr allein schaffe und mich gerade niemand hinbringen kann.*

Abbildung 16: Beispiel für einen persönlichen Werkzeugkoffer (Arbeitsblatt 16)

es an Ihrem Schlafverhalten/Ihrer Schlafqualität merken oder daran, dass Sie sich weniger aktiv um Verabredungen bemühen ...?"

Stühlearbeit: Rückblick und Ausblick

In der vorletzten oder letzten Gruppensitzung kann mit einer Stühlearbeit ein weiterer Rückblick ermöglicht werden. Hierzu werden drei Stühle in größtmöglichem Abstand in einer Reihe aufgestellt: Die ersten beiden Stühle stehen sich gegenüber und der dritte Stuhl ist dem ersten zugewandt, hat also die gleiche Ausrichtung wie der mittlere (zweite) Stuhl. Die aus der Gruppe aussteigende Person nimmt auf dem ersten Stuhl Platz, der an einem Raumende positioniert ist und den Blick in den Raum hinein und auf den zweiten Stuhl ermöglicht. Dieser erste Stuhl symbolisiert den Beginn der Therapie. Die Person wird angeleitet, sich an den ersten Tag zurückzuerinnern und folgende Fragen zu reflektieren:

> „Als Sie am Tag X (vor X Monaten) zum ersten Mal hier waren, wo standen Sie da? Wie ging es Ihnen? Mit welchen Gedanken und Gefühlen haben Sie diesen Raum zum ersten Mal betreten und hier Platz genommen?"

Anschließend erfolgt ein Stuhlwechsel auf den zweiten, mittigen Platz und die Aufforderung, sich auf die aktuelle, heutige Situation zu beziehen:

> „Wo stehen Sie jetzt? Welche Ressourcen haben Sie auf Ihrem Weg gesammelt? Wie fühlen Sie sich heute? Wenn Sie zurückblicken auf die andere Seite, von der Sie kommen: Was hat sich seitdem verändert, was ist besser geworden? Wie schätzen Sie Ihre Entwicklung ein? Worauf können Sie stolz sein, worüber freuen Sie sich?"

Die Person soll nun den mittigen Stuhl herumdrehen, sodass sie den dritten Stuhl sehen kann und sich ihre Zukunft vorstellen:

> „Wenn Sie da drüben angekommen sind, was soll sich bis dahin noch getan haben? Worauf möchten Sie besonders achten auf Ihrem Weg, der noch vor Ihnen liegt? Was möchten Sie von hier mitnehmen und beibehalten? Was möchten Sie hierlassen?"

Postkarte an sich selbst

Um die Ressourcen im Alltag zu verankern und die Erinnerung daran zu unterstützen, kann mit einer letzten Intervention, der *Postkarte an mich,* ein Anker gesetzt werden. Hierzu hält die Gruppenleitung eine Auswahl an Postkarten mit ansprechenden Bildern oder Sätzen bereit, aus der die betroffene Person sich eine Karte auswählen kann. Diese wird dann von ihr selbst und an sich selbst gerichtet beschrieben und in einem verschlossenen Umschlag an sich selbst adressiert. Sinngemäß sollten darauf aufmunternde, verstärkende und motivierende Inhalte verschriftlicht werden, da diese Karte geschrieben wird, um von der Gruppenleitung einen Monat später versendet zu werden. Die Person wird dadurch automatisch an hilfreiche Ressourcen erinnert, die sie – wenn nicht bereits geschehen – in ihrem Alltag integrieren oder reaktivieren kann. Die Postkarte an sich selbst erhält damit auch als Symbol Einzug in den Alltag und kann damit immer wieder an die Ressourcennutzung erinnern.

4.8.2 Verabschiedung in und von der Gruppe

Die Verabschiedung aus der Gruppe und von den Gruppenmitgliedern ist ebenfalls ressourcenorientiert. In der Regel reicht es, ca. 15 Minuten Zeit dafür einzuplanen und diese am Ende der letzten Gruppensitzung anzusetzen. Zu Beginn der Sitzung sollte bereits angekündigt werden, dass sich die inhaltliche Arbeit dadurch ausnahmsweise verkürzt, und die Teilnehmenden sich gedanklich schon auf die Übung vorbereiten können. Bei der Abschiedsübung *Mein weiterer Weg* geht es um die Symbolisierung von Ressourcen und Zukunftswünschen. Der Reihe nach gibt jedes Gruppenmitglied der betroffenen Person ein mündliches Feedback darüber, wie der persönliche Eindruck und die Entwicklung wahrgenommen wurden. Anregungen hierfür sind Satzanfänge wie:

- Ich will Folgendes für den weiteren Weg mitgeben: ...
- Mein Wunsch für den weiteren Weg: ...
- Was auf dem weiteren Weg nicht fehlen sollte/immer dabei sein sollte ist: ...

Im Anschluss kann auf das Arbeitsblatt 17 (Mein weiterer Weg; vgl. Abb. 17) das Gesagte in zeichnerischer Form als Skizze, Figur oder einfaches Symbol festgehalten und der jeweilige Name als Erinnerung und Andenken dazugeschrieben werden. Während die erste Person zeichnet, kann bereits die nächste mit dem mündlichen Feedback beginnen, um die Umsetzungszeit der Übung zu verkürzen. Die letzte Person kann das Blatt als Abschiedsgeschenk im Namen der gesamten Gruppe überreichen. Die verabschiedete Person bekommt abschließend die Gelegenheit, der Gruppe im Gesamten oder auch den einzelnen Gruppenmitgliedern eine Rückmeldung zu geben und Abschiedsworte auszusprechen.

Arbeitsblatt 17

Mein weiterer Weg

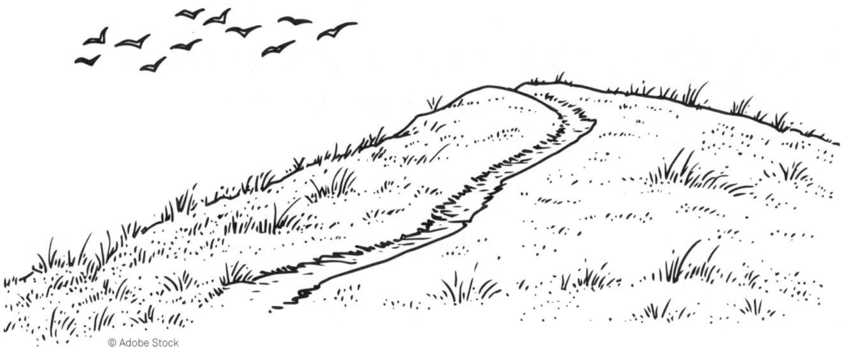

© Adobe Stock

Abbildung 17: Arbeitsblatt 17 bietet Platz für persönliche Wünsche der Gruppenmitglieder

Kapitel 5

Evaluation des Gruppenmanuals

Hinsichtlich der Evaluation unseres Gruppenmanuals orientierten wir uns an den Ausführungen im Kapitel 2.6 und legten folglich die Vermutung zugrunde, dass durch ein Voranschreiten im Transitionsprozess eine Abnahme psychischer Beschwerden und auch der erlebten Geschlechtsdysphorie zu verzeichnen ist. Dabei gingen wir zudem davon aus, dass auch die begleitende Psychotherapie, und hier insbesondere das vorliegende Gruppenmanual, mit seinen explizit an den geschlechtsdysphorischen spezifischen Problemen der teilnehmenden Personen orientierten Inhalten, eine Transitionsmaßnahme und somit eine Weiterentwicklung im Transitionsprozess darstellt.

Der Evaluation zugrunde liegende Hypothese

Durch die Teilnahme an der manualisierten Gruppentherapie wird ein positiver Effekt erzielt, welcher sich sowohl in einer Abnahme der erlebten Geschlechtsdysphorie als auch in einer Abnahme begleitender psychischer Beschwerden niederschlägt.

Aus den statistischen Berechnungen sollte sich demnach eine negative (Abnahme) Effektstärke (Cohen's d) von mindestens 0,2 (kleiner Effekt) ergeben.

5.1 Beschreibung der Stichprobe

Für unsere Analysen lagen uns Daten von 15 Personen aus drei Gruppen, welche 2023 mit einer Dauer von jeweils ca. drei bis vier Monaten durchgeführt wurden, vor. Tabelle 12 fasst die wesentlichen deskriptiven Daten der teilnehmenden Personen zusammen.

Nur bei vier Personen ergab sich im Verlauf der Gruppenteilnahme eine Veränderung im Hinblick auf weitere Transitionsmaßnahmen, nämlich ein Beginn der gegengeschlechtlichen Hormonbehandlung.

Tabelle 12: Deskriptive Daten der Stichprobe in Bezug auf Geschlechtsidentität und Alter

Merkmal	Wert
Geschlechtsidentität weiblich	n = 5
Geschlechtsidentität männlich	n = 6
Geschlechtsidentität non-binär	n = 4
Alter	20–47/28 (Range/ Mittelwert)

5.2 Angewandte Instrumente und Fragebögen

Die folgenden Instrumente zur Messung der Geschlechtsdysphorie und psychischen Belastung wurden vor Beginn und nach Abschluss der Teilnahme an der Gruppe vorgelegt:

- *Gender Identity/Gender Dysphoria Questionnaire for Adolescents and Adults* (*GIDYQ-AA*; Zucker et al., 2019; übersetzt und modifiziert von Rautenberg, siehe Anhang, S. 106): Der Fragebogen erhebt die subjektiv erlebte Geschlechtsdysphorie durch insgesamt 27 Items. Die Auswertung ergibt einen Gesamtscore für den Zeitraum der letzten drei Monate, sodass eine Messwiederholung ermöglicht wird. Dieser Kennwert wird für die weiteren Auswertungen herangezogen.
- *Symptom-Checklist-90-Standard* (SCL-90-S; Franke, 2014): Die SCL-90-S misst psychische Symptome und bietet eine mehrdimensionale Auswertung mit der Möglichkeit der Messwiederholung. Die 90 Items der neun Skalen beschreiben die Bereiche Aggressivität/Feindseligkeit, Ängstlichkeit, Depressivität, Paranoides Denken, Phobische Angst, Psychotizismus, Somatisierung, Unsicherheit im

Sozialkontakt und Zwanghaftigkeit. Drei globale Kennwerte geben Auskunft über das Antwortverhalten bei allen Items. Der GSI (Global Severity Index/ Gesamtbeschwerdeindex) misst die grundsätzliche psychische Belastung. Dieser Kennwert wurde für die weiteren Auswertungen herangezogen. Darüber hinaus wurden auch Veränderungen der neun Skalen untersucht.

Allen teilnehmenden Personen wurde nach Abschluss der Gruppe ein selbst entwickelter *Fragebogen zu soziodemografischen und auf die Geschlechtsidentität bezogenen spezifischen Angaben* (vgl. Anhang, S. 103) vorgelegt. Darüber hinaus wurden die Gruppenmitglieder, ebenfalls nach Abschluss der Gruppe, durch drei Fragen zur Geschlechtsidentität sowie durch weitere fünf Fragen zur direkten, individuellen Bewertung des Gruppenprogramms – im Sinne einer direkten Veränderungsmessung – befragt (auch diese Fragen finden sich im Anhang, S. 105).

5.3 Statistische Analysen und Ergebnisse

Tabelle 13 fasst die Auswertungen der Kennwerte (gerundet) zusammen. Relevant sind vor allem die beiden letzten Spalten. Mit einem zugrunde gelegtem $\alpha = 0{,}1$ sind t-Werte zwischen −2.14 und 2.14 signifikant. Ein Cohen's d von $\geq 0{,}2$ entspricht einem mindestens kleinen Effekt, ein Wert von $\geq 0{,}5$ einem mittleren Effekt. Das Vorzeichen von d spielt für die Interpretation der erzielten Effektstärke keine Rolle, sondern gibt lediglich die Richtung des Effekts an. Im vorliegenden Fall bedeuten negative d-Werte eine Verringerung der untersuchten Skalenwerte. Kleine Effekte können somit für den Gesamtbeschwerdeindex (GSI) der SCL sowie die Subskalen „Zwanghaftigkeit", „Depressivität" und „Aggressivität/Feindseligkeit" festgestellt werden.

Tabelle 13: Mittelwerte, Standardabweichungen, Korrelation, t-Wert und Effektstärke des GIDYQ-AA und der SCL (GSI = Global Severity Index/Gesamtbeschwerdeindex)

Kennwert		M/prä	M/post	S/prä	S/post	M/DIFF	S/DIFF	r	t	d
GIDYQ-AA		2,57	2,56	0,43	0,38	−0,01	0,30	0,75	−0,09	−0,02
SCL	GSI	60,28	57,14	11,61	10,48	−2,87	5,33	0,90	−2,08	−0,24
	Somatisierung	53,50	51,36	11,85	9,70	−1,40	7,79	0,70	−0,70	−0,14
	Zwanghaftigkeit	59,14	53,78	12,43	13,17	−5,00	10,86	0,67	−1,78	−0,37
	Unsicherheit im Sozialkontakt	61,86	60,00	10,30	10,89	−2,07	6,57	0,83	−1,22	−0,18
	Depressivität	61,50	58,64	9,89	10,36	−2,67	5,92	0,84	−1,74	−0,25
	Ängstlichkeit	58,86	57,50	11,09	9,03	−1,13	6,78	0,81	−0,65	−0,09
	Aggressivität/ Feindseligkeit	58,71	52,36	10,20	9,66	−5,53	9,07	0,61	−2,36	−0,32
	Phobische Angst	61,57	63,14	10,83	10,31	1,27	10,02	0,58	0,48	0,11
	Paranoides Denken	57,07	57,78	10,05	9,99	1,20	7,71	0,72	0,60	0,10
	Psychotizismus	58,36	57,00	10,31	12,02	1,27	8,22	0,78	−0,60	−0,10

Anmerkungen: M/prä = Mittelwert vor Beginn der Gruppe/M/post = Mittelwert nach Abschluss der Gruppe S/prä = Standardabweichung vor Beginn der Gruppe/S/post = Standardabweichung nach Abschluss der Gruppe M/DIFF = Mittelwert der Differenz zwischen prä-post-Werten/S/DIFF = Standardabweichung der Differenzen/r = Korrelation/t = t-Wert/d = Cohen's d = Effektstärke

5.4 Auswertung der Zusatzfragen mit konkretem Bezug zur Gruppe

86 % der Befragten gaben an, dass sie durch die Gruppe hilfreiche Informationen über den Transitionsprozess gewonnen haben. 80 % waren ganz oder eher entlastet durch die Gruppenteilnahme und die Erfahrung, nicht mit den eignen Problemen allein zu sein. Die Erfahrungen der anderen haben 60 % sicher oder zumindest eher in ihrer Selbstwirksamkeit gestärkt, die Anforderungen des Transitionsprozesses bewältigen zu können. Eher bis ganz sicher konnten 66 % der Teilnehmenden offener mit der eigenen Geschlechtsidentität umgehen lernen und wichtige Alltagserfahrungen erproben.

86 % der Befragten gaben nach Abschluss des Gruppenprogramms an, sich in ihrer Geschlechtsidentität sicher zu sein.

Weitere Hilfe und Informationen auf und über den Transitionsweg benötigten nach Abschluss des Gruppenprogramms fast 75 %.

5.5 Interpretation der Ergebnisse und Diskussion

Die dargestellten Ergebnisse der Evaluation zeigen, dass durchaus vermutet werden kann, dass mit unserem Manual die gewünschten Effekte erzielt werden können. Zudem bestätigen die Ergebnisse der direkten Veränderungsmessung, dass zumindest ein Großteil der Befragten vom Gruppenprogramm profitieren konnte.

Methodisch gebietet das „Studiendesign" jedoch bei der Bewertung der Ergebnisse eine gewisse Zurückhaltung, da wir keine Kontrollgruppe untersucht haben und zudem die Stichprobe eher klein ist. Auch wurden die gewünschten Effekte nicht in allen Bereichen erreicht, vor allem nicht hinsichtlich der erlebten Geschlechtsdysphorie sowie in Bezug auf die Frage, ob auch nach Abschluss des Gruppenprogramms noch ein Bedarf an weiterer Unterstützung besteht.

Gründe hierfür sehen wir im Rückblick insbesondere darin, dass bei einer Gruppendauer von drei bis vier Monaten der Beobachtungszeitraum doch eher kurz war und zudem nur sehr wenige der teilnehmenden Personen im Verlauf Zugang zu weiteren Transitionsmaßnahmen erhalten haben.

Bei der Interpretation der Ergebnisse ist zudem zu berücksichtigen, dass diejenigen Personen, die bereits vor der Gruppenteilnahme offen mit ihrer Geschlechtsidentität umgegangen sind und im Alltag weitgehend im Identitätsgeschlecht auftraten, in einigen Punkten wohl eher weniger vom Gruppenprogramm profitieren konnten oder zumindest in der konkreten Veränderungsmessung keine deutlichen Zugewinne verzeichneten.

Dies zeigt aber auch, dass die begleitende Psychotherapie, auch in der Gruppe, zwar hilfreich sein kann, letztlich aber für die Betroffenen erst die weiteren Transitionsmaßnahmen zu einer deutlichen Verbesserung bezüglich des psychischen Leidens führen. Somit können auch wir nur dafür plädieren, dass allen Transgendern und non-binären Menschen im Sinne der SOC und S3-Leitlinie ein Zugang zu gewünschten Transitionsmaßnahmen gewährt wird.

Literatur

Aitken, M., Steensma, T. D., Blanchard, R., Van der Laan, D. P., Wood, H., Fuentes, A. et al. (2015). Evidence for an altered sex ratio in clinic-referred adolescents with gender dysphoria. *Journal of Sexual Medicine, 12*(3), 756–763. https://doi.org/10.1111/jsm.12817

American Psychiatric Association (APA). (2013). *Diagnostic and Statistical Manual of Mental Disorders, Fifth Edition.* Arlington, VA: Author.

American Psychiatric Association (APA). (2025). *Diagnostisches und Statistisches Manual Psychischer Störungen – Textrevision – DSM-5-TR®* (Deutsche Ausgabe herausgegeben von P. Falkai und H.-U. Wittchen, mitherausgegeben von M. Döpfner, W. Gaebel, W. Maier, W. Rief, H. Saß und M. Zaudig). Göttingen: Hogrefe.

Bohus, M. & Wolf-Arehult, M. (2021). *Interaktives Skillstraining für Borderline-Patienten. Das Therapiemanual.* Stuttgart: Klett-Cotta.

Bundesministerium für Familie, Senioren, Frauen und Jugend (BMFSFJ). (2024). *Gesetz über die Selbstbestimmung in Bezug auf den Geschlechtseintrag (SBGG). Häufig gestellte Fragen.* Verfügbar unter: https://www.bmfsfj.de/bmfsfj/themen/gleichstellung/queerpolitik-und-geschlechtliche-vielfalt/gesetz-ueber-die-selbstbestimmung-in-bezug-auf-den-geschlechtseintrag-sbgg--199332

Bundessozialgericht (BSG). (2023). *Verhandlung B 1 KR 16/22 R. Krankenversicherung – Kostenerstattung – Mastektomie – transidentitäre Geschlechtsidentitätsstörung.* Verfügbar unter: https://www.bsg.bund.de/SharedDocs/Verhandlungen/DE/2023/2023_10_19_B_01_KR_16_22_R.html

Bundesverband Trans* e.V. (2019). *Leitfaden Trans* Gesundheit in der Art einer Patient_innenleitlinie zur Leitlinie: Geschlechtsinkongruenz, Geschlechtsdysphorie und Trans-Gesundheit: S3-Leitlinie zur Diagnostik, Beratung und Behandlung. AWMF-Registernr. 138/001.* Verfügbar unter: https://www.bundesverband-trans.de/wp-content/uploads/2019/11/Patient_innen-Leitlinie-Trans-08_ONLINE.pdf

Challa, M., Scott, C. & Turban, J. L. (2020). Epidemiology of pediatric gender identity. In M. Forcier, G. V. van Schalkwyk & J. Turban (Eds.), *Pediatric gender identity. Gender-affirming care for transgender & gender diverse youth* (pp. 15–31). Cham, CH: Springer.

Chew, D., Tollit, M. A., Poulakis, Z., Zwickl, S., Cheung, A. S. & Pang, K. C. (2020). Youths with a non-binary gender identity: A review of their sociodemographic and clinical profile. *The Lancet Child & Adolescent Health, 4*(4), 322–330. https://doi.org/10.1016/S2352-4642(19)30403-1

Cohen-Kettenis, P. & Pfäfflin, F. (2003). *Transgenderism and intersexuality in childhood and adolescence. Making choices (Developmental clinical psychology and psychiatry, Vol. 46).* Thousand Oaks, CA: Sage. https://doi.org/10.4135/9781452233628

Coleman, E., Bockting, W., Botzer, M., Cohen-Kettenis, P., DeCuypere, G., Feldman, J. et al. (2012). Standards of Care for the Health of Transsexual, Transgender, and Gender-Nonconforming People, Version 7. *International Journal of Transgenderism, 13*(4), 165–232. https://doi.org/10.1080/15532739.2011.700873

Coleman, E., Radix, A. E., Bouman, W. P., Brown, G. R., de Vries, A. L. C., Deutsch, M. B. et al. (2022). Standards of Care for the Health of Transgender and Gender Diverse People, Version 8. *International Journal of Transgender Health, 23*(Suppl. 1), S1-S259. https://doi.org/10.1080/26895269.2022.2100644

De Graaf, N., Cohen-Kettis, P., Carmicael, P., de Vries, A. L. C., Dhondt, K., Laridaen, J. et al. (2017). Psychological functioning in adolescents referred to specialist gender identity clinics across Europe: A clinical comparison study between four clinics. *European Child & Adolescent Psychiatry, 27,* 909–919. https://doi.org/10.1007/s00787-017-1098-4

Deogracias, J. J., Johnson, L. L., Meyer-Bahlburg, H. F., Kessler, S. J., Schober, J. M. & Zucker, K. J. (2007). The gender identity/gender dysphoria questionnaire for adolescents and adults. *Journal of Sex Research, 44,* 370–379. https://doi.org/10.1080/00224490701586730

Derogatis, L. R. (1994). *Symptom Checklist-90-R: Administration, scoring, and procedures manual.* San Antonio, TX: Pearson.

Deubner-Böhme, M. & Deppe-Schmitz, U. (2020). *Ressourcenaktivierung in Psychotherapie, Coaching und Beratung. Ein Fragenfächer.* Göttingen: Hogrefe.

Deutsche Gesellschaft für Sexualforschung (DGfS). (2018). *Geschlechtsinkongruenz, Geschlechtsdysphorie und Trans-Gesundheit: S3-Leitlinie zur Diagnostik, Beratung und Behandlung.* Verfügbar unter: https://www.awmf.org/leitlinien/detail/ll/138-001.html

Dhejne, C., Van Vlerken, R., Heylens, G. & Arcelus, J. (2016). Mental health and gender dysphoria: A review of the literature. *International Review of Psychiatry, 28*(1), 44–57. https://doi.org/10.3109/09540261.2015.1115753

Diamond, L.M. (2007). "Is it a Boy or a Girl?" Intersex children reshape medical practice. *Science & Spirit, 18*(4), 36–38. https://doi.org/10.3200/SSPT.18.4.36-38

Diamond, L.M. (2020). Gender Fluidity and Nonbinary Gender Identities Among Children and Adolescents. *Child Development Perspectives, 14*(2), 110–115. https://doi.org/10.1111/cdep.12366

Eyssel, J. (2015). Transgender-Gesundheit im Fokus. *Zeitschrift für Sexualforschung, 28*(02), 171–175. https://doi.org/10.1055/s-0035-1553055

Faßbinder, E., Klein, J.P., Sipos, V. & Schweiger, U. (2015). *Therapie-Tools Depression*. Weinheim: Beltz.

Fehm, L. & Weidmann, A. (2023). *Selbstwertbezogene Interventionen*. Göttingen: Hogrefe.

Fennell, M. (1997). Low self-esteem: A cognitive perspective. *Behavioural and Cognitive Psychotherapy, 25,* 1–26. https://doi.org/10.1017/S1352465800015368

Fennell, M. (2016). *Overcoming Low Self-Esteem*. London: Little, Brown.

Franke, G.H. (2014). *Symptom-Checklist-90®-Standard (SCL-90-S)*. Göttingen: Hogrefe.

Germer, C. & Neff, K. (2017). *Mindful Self-Compassion Lehrerhandbuch* (H. Steinhauser, C. Gloger & C. Brähler, Übers.). San Diego, CA: Center for Mindful Self-Compassion.

Gomez-Gil, E., Canizares, S., Torres, A., de la Torre, F., Halperin, I. & Salamero, M. (2009). Androgen treatment effects on memory in female-to-male transsexuals. *Psychoneuroendocrinology, 34*(1), 110–117. https://doi.org/10.1016/j.psyneuen.2008.08.017

Güldenring, A. (2013). Zur „Psychodiagnostik von Geschlechtsidentität" im Rahmen des Transsexuellengesetzes. *Zeitschrift für Sexualforschung, 26*(02), 160–174. https://doi.org/10.1055/s-0033-1335618

Günter, M., Teren, K., Bos, S., Müller-Rehberg, W.-G. & Reiner, K. (2023). Familien mit trans* und nicht-binären Kindern. Gießen: Psychosozial-Verlag.

Hamm, J.-A. & Sauer, A.-T. (2014). Perspektivenwechsel: Vorschläge für eine menschenrechts- und bedürfnisorientierte Trans*-Gesundheitsversorgung. *Zeitschrift für Sexualforschung, 27*(1), 4–30. https://doi.org/10.1055/s-0034-1366140

Herrmann, L., Barkmann, C., Bindt, C., Fahrenkrug, S., Breu, F., Grebe, J. et al. (2023). Binary and non-binary gender identities, internalizing problems, and treatment wishes among adolescents referred to a gender identity clinic in Germany. *Archives of Sexual Behavior, 53*(1), 91–106. https://doi.org/10.1007/s10508-023-02674-8

Herrmann, L., Fahrenkrug, S., Bindt, C. & Becker-Hebly, I. (2024). Wie veränderbar ist das Geschlechtserleben von binär vs. nichtbinär identifizierten transgeschlechtlichen Jugendlichen und welche Einflussfaktoren gibt es? *Zeitschrift für Kinder- und Jugendpsychiatrie und Psychotherapie, 52*(1), 12–29.

Heylens, G., Elaut, E., Kreukels, B.P.C., Paap, M.C.S., Cerwenka, S., Richter-Appelt, H. & De Cuypere, G. (2014). Psychiatric characteristics in transsexual individuals: Multicentre study in four European countries. *British Journal of Psychiatry, 204*(2), 151–156. https://doi.org/10.1192/bjp.bp.112.121954

Hoshiai, M., Matsumoto, Y., Sato, T., Ohnishi, M., Okabe, N., Kishimoto, Y. & Kuroda, S. (2010). Psychiatric comorbidity among patients with gender identity disorder. *Psychiatry and Clinical Neurosciences, 64,* 514–519. https://doi.org/10.1111/j.1440-1819.2010.02118.x

Ipsos. (2023). *LGBT+ Pride Study 2023. A 30-Country Ipsos Global Advisor Survey*. Retrieved from https://www.ipsos.com/sites/default/files/ct/news/documents/2023-05/Ipsos%20LGBT%2B%20Pride%202023%20Global%20Survey%20Report%20-%20rev.pdf

James, S.E., Herman, J.L., Rankin, S., Keisling, M., Mottet, L. & Anafi, M. (2016). *The Report of the 2015 U.S. Transgender Survey*. Washington, DC: National Center for Transgender Equality.

Jones, J.M. (2022, February 17). LGBT Identification in U.S. Ticks Up to 7.1%. *GALLUP*. Retrieved from https://news.gallup.com/poll/389792/lgbt-identification-ticks-up.aspx?fbclid=IwAR25EUtQJpq5GjisrUsOzT31nOW4UOo4yYH7eCE7_dUD3XjteVAfVcZkg9U

Killerman, S. (n.d.). *The Genderbread Person*. Retrieved from https://www.itspronouncedmetrosexual.com/2018/10/the-genderbread-person-v4/

Kliem, S. & Brähler, (E.). (2016/2017). *Symptom-Checkliste-90-R von L.R. Derogatis, deutsche Fassung (SCL-90-R)*. Frankfurt a. M.: Pearson.

Legenbauer, T. & Vocks, S. (2006). *Manual der kognitiven Verhaltenstherapie bei Anorexie und Bulimie*. Heidelberg: Springer.

Löwenberg, H. (2020). Non-Binarität – Behandlung aus psychotherapeutischer Perspektive: Ein Kommentar zur neuen S3-Leitlinie. *Zeitschrift für Sexualforschung, 33,* 95–99. https://doi.org/10.1055/a-1159-2839

Marwitz, M. (2016). *Verhaltenstherapeutische Gruppentherapie. Grundlagen und Praxis*. Göttingen: Hogrefe. https://doi.org/10.1026/02480-000

Medizinischer Dienst des Spitzenverbandes Bund der Krankenkassen e.V. (2020). *Begutachtungsanleitung. Richtlinie des GKV-Spitzenverbandes nach § 282 SGB V. Geschlechtsangleichende Maßnahmen bei Transsexualismus (ICD-10, F64.0)*. Verfügbar unter: https://www.mds-ev.de/fileadmin/dokumente/Publikationen/GKV/Begutachtungsgrundlagen_GKV/BGA_Transsexualismus_201113.pdf

Meyenburg, B. (2020). *Geschlechtsdysphorie im Kindes- und Jugendalter*. Stuttgart: Kohlhammer. https://doi.org/10.17433/978-3-17-035127-1

Meyer, G., Boczek, U. & Bojunga J. (2020). Hormonal gender reassignment treatment for gender dysphoria. *Deutsches Ärzteblatt International, 117,* 725–732.

Meyer, I.H. (2003). Prejudice, social stress, and mental health in lesbian, gay, and bisexual populations: Conceptual issues and research evidence. *Psychological Bulletin, 129,* 674–697. https://doi.org/10.1037/0033-2909.129.5.674

Meyer, I. H. (2015). Resilience in the study of minority stress and health of sexual and gender minorities. *Psychology of Sexual Orientation and Gender Diversity, 2*(3), 209–213. https://doi.org/10.1037/sgd0000132

Nieder, T. O. & Güldenring, A. (2017). Psychotherapie und Trans*-Gesundheit: Der therapeutische Effekt der Entpsychopathologisierung. *Verhaltenstherapie & Verhaltensmedizin, 38*(1), 8–25.

Nieder, T. O., Güldenring, A., Köhler, A. & Briken, P. (2017). Trans*-Gesundheitsversorgung: Zwischen Entpsychopathologisierung und bedarfsgerechter Behandlung begleitender psychischer Störungen. *Nervenarzt, 88,* 466–471. https://doi.org/10.1007/s00115-017-0308-0

Nieder, T. O., Jordan, K. & Richter-Appelt, H. (2011). Zur Neurobiologie transsexueller Entwicklungen. Eine Diskussion der Befunde zu Sexualdifferenzierung, zu geschlechtsatypischen Verhaltensweisen und zur Geschlechtsidentität. *Zeitschrift für Sexualforschung, 24,* 199–227.

Nieder, T. O. & Richter-Appelt, H. (2011). Tertium non datur – either/or reactions to transsexualism amongst health care professionals: The situation past and present, and its relevance to the future. *Psychology & Sexuality, 2,* 224–243. https://doi.org/10.1080/19419899.2010.545955

Nieder, T. O. & Strauß, B. (2021). *Geschlechtsinkongruenz, Geschlechtsdysphorie und Trans-Gesundheit: Eine kommentierte Dokumentation zur S3-Leitlinie (Beiträge zur Sexualforschung, Bd. 109).* Gießen: Psychosozial-Verlag. https://doi.org/10.30820/9783837977585

Plöderl, M. (2016). LSBTI und psychische Gesundheit: Fakten und Erklärungsmodelle. *Psychotherapie-Wissenschaft, 6*(2), 140–151.

Potreck-Rose, F. & Jacob, G. (2019). *Selbstzuwendung, Selbstakzeptanz, Selbstvertrauen. Psychotherapeutische Interventionen zum Aufbau von Selbstwertgefühl* (12. Aufl.). Stuttgart: Klett-Cotta.

Rachow, A. (Hrsg.). (2016). *Spielbar III.* Bonn: managerSeminare Verlag.

Rauchfleisch, U. (2023). *Transgender verstehen. Ein Ratgeber für Angehörige, Freund:innen und Kolleg:innen.* Ostfildern: Patmos.

Rautenberg, M. (2022). *Transgender und non-binäre Menschen in der Psychotherapie. Diagnostik, Beratung und Begleitung.* Göttingen: Hogrefe. https://doi.org/10.1026/03087-000

Richter-Appelt, H. & Nieder, T. O. (2014). *Transgender-Gesundheitsversorgung. Eine kommentierte Herausgabe der Standards of Care der World Professional Association for Transgender Health.* Gießen: Psychosozial-Verlag.

Scholz, F. P. (2023). *Trans*-Schatzkiste für Therapie und Beratung.* Weinheim: Beltz.

Seikowski, K., Gollek, S., Harth, W. & Reinhardt, M. (2008). Borderline-Persönlichkeitsstörung und Transsexualität. *Psychiatrische Praxis, 35*(3), 135–141. https://doi.org/10.1055/s-2007-970925

Sigusch, V. (1995). Transsexueller Wunsch und zissexuelle Abwehr. *Psyche, 49* (9/10), 811–837.

Sparrer, I. & Kibéd, M. V. (2009). *Ganz im Gegenteil. Tetralemmaarbeit und andere Grundformen Systemischer Strukturaufstellungen – für Querdenker und solche, die es werden wollen* (6. Aufl.). Heidelberg: Carl-Auer.

Strauss, P., Cook, A., Winter, S., Watson, V., Wright Toussaint, D. & Lin, A. (2017). *Trans Pathways: The mental health experiences and care pathways of trans young people. Summary of results.* Perth, AUS: Telethon Kids Institute.

Turban, J. L., Loo, S. S., Almazan, A. N. & Keuroghlian, A. S. (2021). Factors leading to "detransition" among transgender and gender diverse people in the United States: A mixed-methods analysis. *LGBT Health, 8*(4), 273–280. https://doi.org/10.1089/lgbt.2020.0437

Ubben, B. & Lohmann, B. (2006). Verhaltenstherapeutische Selbsterfahrung. In F. Mattejat (Hrsg.), *Das große Lehrbuch der Psychotherapie* (Bd. 4: Verhaltenstherapie mit Kindern, Jugendlichen und ihren Familien, S. 747–762). München: CIP-Medien.

van Hout, M. (2013). *Kunstkarten-Set „Heute bin ich".* Zürich: aracari.

van Trotsenburg, M. (2018). Genderinkongruenz, das Gehirn und die Hormone. *Journal für Klinische Endokrinologie und Stoffwechsel, 11,* 12–18. https://doi.org/10.1007/s41969-017-0017-0

Wittchen, H.-U. & Hoyer, J. (2011). *Klinische Psychologie & Psychotherapie* (2., vollst. überarb. und aktual. Auflage). Berlin: Springer. https://doi.org/10.1007/978-3-642-13018-2

World Health Organization (WHO). (2018). *International Classification of Diseases* (11th Revision) [Website]. Retrieved from: https://icd.who.int/en

World Health Organization (WHO)/Bundesinstitut für Arzneimittel und Medizinprodukte. (2024). ICD-11 Mortalitäts- und Morbiditätsstatistiken (MMS) (Version: 2024-01) [Website]. Verfügbar unter: https://www.bfarm.de/DE/Kodiersysteme/Klassifikationen/ICD/ICD-11/uebersetzung/_node.html

World Health Organization (WHO)/Dilling, H., Mombour, W. & Schmidt, M. H. (1991). *Internationale Klassifikation psychischer Störungen: ICD-10 Kapitel V (F), Klinisch-diagnostische Leitlinien.* Bern: Huber.

World Health Organization (WHO)/Dilling, H., Mombour, W., Schmidt, M. & Schulte-Markwort, E. (2016). *Internationale Klassifikationen psychischer Störungen. ICD-10 Kapitel V (F). Diagnostische Kriterien für Forschung und Praxis.* Bern: Hogrefe.

Zucker, K. J., Meyer-Bahlburg, H. F. L., Kessler, S. J. & Schober, J. (2019). Gender Identity/Gender Dysphoria Questionnaire for Adolescents and Adults. In R. R. Milhausen, J. K. Sakaluk, T. D. Fisher, C. M. Davis & W. L. Yarber (Eds.), *Handbook of Sexuality-Related Measures* (4th ed., pp. 343–350). New York: Routledge.

Anhang: Erhebungsbögen zur Evaluation und Verlaufsmessung

Seite 1/2

Soziodemografische Angaben

Im Folgenden bitten wir Sie, noch einige Fragen zu Ihrer Person zu beantworten. Vielen Dank!

Ihr Alter in Jahren: ___________

Leben Sie in einer Partnerschaft?

☐ ja ☐ nein

Angaben zu Ihren Lebensbedingungen (bitte ankreuzen). **Sie leben ...**

☐ alleine ☐ bei den Eltern ☐ mit anderen zusammen ☐ sonstiges

Angaben zu Ihrer Beschäftigung o.Ä. (bitte ankreuzen). **Ich ...**

☐ gehe zur Schule/bin in Ausbildung/studiere ☐ bin berufstätig ☐ sonstiges ☐ bin arbeitslos ☐ bin arbeitsunfähig

Welches Geschlecht wurde bei Ihrer Geburt in Ihre Geburtsurkunde eingetragen?

☐ männlich ☐ weiblich ☐ anderes

Welchem Geschlecht fühlen Sie sich zugehörig?

☐ männlich ☐ weiblich ☐ anderes

Bezogen auf Ihre Geschlechtsidentität, wie würden Sie sich selbst beschreiben?

☐ cisgender ☐ transgender ☐ non-binär

Wenn Sie das Geschlecht betrachten, wo sehen Sie sich? (bitte mit Kreuz markieren)

männlich ____ weiblich

Wie sicher sind Sie sich bezüglich Ihrer Geschlechtsidentität? (bitte mit Kreuz markieren)

sicher ____ unsicher

Haben Sie sich in Ihrem Umfeld bereits (teilweise) als transgender oder non-binär geoutet?

☐ ja ☐ nein ☐ keine Angabe

Wenn ja, bei wem? (mehrere Antworten sind möglich, bitte ankreuzen)

☐ Partner/Partnerin ☐ Eltern ☐ Familie ☐ Freundinnen/Freunde ☐ Arbeit ☐ Andere

Seite 2/2

Soziodemografische Angaben

Angaben zum Transitionsprozess:

Ich befinde mich bereits in begleitender Psychotherapie

ja, seit: ____________ ☐ nein

Ich befinde mich bereits in der Hormonbehandlung

ja, seit: ____________ ☐ nein

Ich befinde mich in anderen Behandlungsmaßnahmen

☐ ja ☐ nein

Falls ja, welche? ____

____

Ich habe meinen Namen/Geschlechtseintrag geändert

☐ ja ☐ nein

Veränderungsmessung – Geschlechtsidentität und Bewertung des Gruppenprogramms

Im Folgenden bitten wir Sie, noch einige ergänzende Fragen zu beantworten. Vielen Dank!

Wie sehr trifft die Antwort auf Sie zu?	ganz sicher	eher sicher	manchmal	eher nicht	sicher nicht
Ich glaube, ich benötige noch weitere Hilfe auf meinem und Informationen über den Transitionsweg.	☐	☐	☐	☐	☐
Ich bin mir meiner Geschlechtsidentität nicht sicher.	☐	☐	☐	☐	☐
Ich bin weder Mann noch Frau, ich bin dazwischen bzw. sowohl Mann als auch Frau.	☐	☐	☐	☐	☐
Durch die Gruppe habe ich hilfreiche Informationen über den Transitionsprozess gewonnen.	☐	☐	☐	☐	☐
Die Gruppe hat mich entlastet, weil ich gemerkt habe, dass ich nicht allein mit meinen Problemen bin.	☐	☐	☐	☐	☐
Die Erfahrungen der anderen haben mich darin bestärkt, die Anforderungen des Transitionsprozesses bewältigen zu können.	☐	☐	☐	☐	☐
In der Gruppe habe ich gelernt, offener mit meiner Geschlechtsidentität umzugehen.	☐	☐	☐	☐	☐
In der Gruppe konnte ich wichtige Alltagserfahrungen erproben (z. B. Vorname, Pronomen, Kleidung).	☐	☐	☐	☐	☐

Seite 1/3

Fragebogen zur Geschlechtsidentität/Geschlechtsdysphorie (Geburtseintrag: männlich): Gender Identity/Gender Dysphoria Questionnaire: Adult Version (Males) – GIDYQ-AA[1]

(Zucker et al., 2019, dt. Übersetzung und Modifikation von M. Rautenberg)

Anleitung: Menschen, denen bei der Geburt das Geschlecht „männlich" zugewiesen wurde, können sehr unterschiedlich darüber empfinden, wie sie selbst in Bezug auf das eigene Geschlecht denken und fühlen. Dies reicht von der Tatsache, dass sie sich völlig wohl fühlen, ein Junge/Mann zu sein, über Unsicherheit bis hin zu extremem Unwohlsein, wenn sie sich mehr oder vollkommen als ein Mädchen/eine Frau erleben, oder aber, wenn Sie sich bezüglich Ihrer Geschlechtsidentität ganz anders einordnen.

Wir sprechen also über das grundlegende Selbstgefühl, ein Junge/Mann zu sein oder eben nicht. Sie werden im Folgenden einige Fragen darüber lesen, wie Sie in den letzten 3 Monaten in dieser Hinsicht über sich selbst gedacht und gefühlt haben.

Bitte beantworten Sie jede Frage mit einer von fünf Antworten (immer, oft, manchmal, selten oder niemals), und kreuzen Sie die entsprechende Antwort an.

	immer	oft	manchmal	selten	niemals
1. Haben Sie sich in den letzten 3 Monaten mit ihrem männlichen Geschlechtseintrag zufrieden gefühlt?	☐	☐	☐	☐	☐
2. Haben Sie sich in den letzten 3 Monaten unsicher in Bezug auf Ihr Geschlecht gefühlt, d. h. sich irgendwo zwischen einem Jungen/Mann und einem Mädchen/einer Frau gefühlt?	☐	☐	☐	☐	☐
3. Haben Sie sich in den letzten 3 Monaten von anderen unter Druck gesetzt gefühlt, ein Junge/Mann zu sein, obwohl Sie sich nicht wirklich so fühlten?	☐	☐	☐	☐	☐
4. Haben Sie in den letzten 3 Monaten das Gefühl gehabt, dass Sie daran arbeiten müssen, ein Junge/Mann zu sein?	☐	☐	☐	☐	☐
5. Haben Sie in den letzten 3 Monaten das Gefühl gehabt, kein Junge/Mann zu sein?	☐	☐	☐	☐	☐
6. Haben Sie in den letzten 3 Monaten das Gefühl gehabt, wer Sie wirklich sind (z. B. was Sie gerne tun, wie Sie mit anderen Menschen umgehen), passt besser dazu, ein Mädchen/eine Frau zu sein als ein Junge/Mann?	☐	☐	☐	☐	☐

1 Abdruck der Übersetzung und Modifikation erfolgt mit Genehmigung aus: Zucker et al. in: *Handbook of Sexuality-Related Measures*, Milhausen et al. (Eds.), © 2019 Taylor & Francis Group LLC – Books.

Seite 2/3

Fragebogen zur Geschlechtsidentität/Geschlechtsdysphorie (Geburtseintrag: männlich): Gender Identity/Gender Dysphoria Questionnaire: Adult Version (Males) – GIDYQ-AA

(Zucker et al., 2019, dt. Übersetzung und Modifikation von M. Rautenberg)

			immer	oft	manchmal	selten	niemals
7.	Hatten Sie in den letzten 3 Monaten Träume? Wenn NEIN, fahren Sie mit Frage 8 fort.	☐ ja ☐ nein					
	Wenn JA, waren Sie SIE selbst in den Träumen? Wenn NEIN, fahren Sie mit Frage 8 fort.	☐ ja ☐ nein					
	Wenn JA, hatten Sie in den letzten 3 Monaten Träume, in denen Sie ein Mädchen/eine Frau waren?		☐	☐	☐	☐	☐
8.	Haben Sie sich in den letzten 3 Monaten unglücklich darüber gefühlt, dem männlichen Geschlecht zugeordnet zu werden?		☐	☐	☐	☐	☐
9.	Haben Sie sich in den letzten 3 Monaten unsicher gefühlt, sich manchmal mehr wie ein Mädchen/eine Frau und manchmal mehr wie ein Junge/Mann gefühlt?		☐	☐	☐	☐	☐
10.	Haben Sie sich in den letzten 3 Monaten mehr wie ein Mädchen/eine Frau als wie ein Junge/Mann gefühlt?		☐	☐	☐	☐	☐
11.	Hatten Sie in den letzten 3 Monaten das Gefühl, weder mit Mädchen/Frauen noch mit Jungen/Männern oder aber mit beiden etwas gemeinsam zu haben?		☐	☐	☐	☐	☐
12.	Hat es Sie in den letzten 3 Monaten gestört, sich als männlich identifiziert zu erleben oder das Kästchen für „männlich" auf offiziellen Formularen (z.B. Bewerbungen, Führerschein, Reisepass) ankreuzen zu müssen?		☐	☐	☐	☐	☐
13.	Haben Sie sich in den letzten 3 Monaten wohl gefühlt, wenn Sie Jungen-/Männertoiletten an öffentlichen Orten benutzten?		☐	☐	☐	☐	☐
14.	Haben Fremde Sie in den letzten 3 Monaten wie ein Mädchen/eine Frau behandelt?		☐	☐	☐	☐	☐
15.	Wurden Sie in den letzten 3 Monaten zu Hause von Menschen die Sie kennen, wie Freunde oder Verwandte, wie ein Mädchen/eine Frau behandelt?		☐	☐	☐	☐	☐
16.	Hatten Sie in den letzten 3 Monaten den Gedanken oder das Gefühl, dass Sie ein Mädchen/eine Frau sind?		☐	☐	☐	☐	☐

Seite 3/3

Fragebogen zur Geschlechtsidentität/Geschlechtsdysphorie (Geburtseintrag: männlich): Gender Identity/Gender Dysphoria Questionnaire: Adult Version (Males) – GIDYQ-AA

(Zucker et al., 2019, dt. Übersetzung und Modifikation von M. Rautenberg)

	immer	oft	manchmal	selten	niemals
17. Haben Sie sich in den letzten 3 Monaten zu Hause wie ein Mädchen/eine Frau gekleidet und verhalten?	☐	☐	☐	☐	☐
18. Haben Sie sich in den letzten 3 Monaten auf Partys oder bei anderen gesellschaftlichen Zusammenkünften als Mädchen/Frau präsentiert?	☐	☐	☐	☐	☐
19. Haben Sie sich in den letzten 3 Monaten bei der Arbeit oder in der Schule als Mädchen/Frau präsentiert?	☐	☐	☐	☐	☐
20. Haben Sie Ihren Körper in den letzten 3 Monaten nicht gemocht, weil er männlich ist (z.B. aufgrund von Penis, Körperbehaarung)?	☐	☐	☐	☐	☐
21. Haben Sie sich in den letzten 3 Monaten eine Hormonbehandlung gewünscht, um Ihren Körper an den eines Mädchens/einer Frau anzugleichen?	☐	☐	☐	☐	☐
22. Haben Sie sich in den letzten 3 Monaten eine Operation gewünscht, um Ihren Körper an den eines Mädchens/einer Frau anzugleichen (z.B. Brüste machen zu lassen)?	☐	☐	☐	☐	☐
23. Haben Sie sich in den letzten 3 Monaten bemüht, Ihren Geschlechtseintrag und Vornamen zu ändern?	☐	☐	☐	☐	☐
24. Haben Sie sich in den letzten 3 Monaten eher als anders (intersexuell, non-binär, agender, genderfluid) denn als Mädchen/Frau oder Junge/Mann gesehen?	☐	☐	☐	☐	☐
25. Haben Sie sich in den letzten 3 Monaten als „Transgender" betrachtet?	☐	☐	☐	☐	☐
26. Haben Sie sich in den letzten 3 Monaten als Mädchen/Frau betrachtet?	☐	☐	☐	☐	☐
27. Haben Sie sich in den letzten 3 Monaten als Junge/Mann gesehen?	☐	☐	☐	☐	☐

Seite 1/3

Fragebogen zur Geschlechtsidentität/Geschlechtsdysphorie (Geburtseintrag: weiblich): Gender Identity/Gender Dysphoria Questionnaire: Adult Version (Females) – GIDYQ-AA[1]

(Zucker et al., 2019, dt. Übersetzung und Modifikation von M. Rautenberg)

Anleitung: Menschen, denen bei der Geburt das Geschlecht „weiblich" zugewiesen wurde, können sehr unterschiedlich darüber empfinden, wie sie selbst in Bezug auf das eigene Geschlecht denken und fühlen. Dies reicht von der Tatsache, dass sie sich völlig wohl fühlen, ein Mädchen/eine Frau zu sein, über Unsicherheit bis hin zu extremem Unwohlsein, wenn sie sich mehr oder vollkommen als ein Junge/Mann erleben, oder aber, wenn Sie sich bezüglich Ihrer Geschlechtsidentität ganz anders einordnen.

Wir sprechen also über das grundlegende Selbstgefühl, ein Mädchen/eine Frau zu sein oder eben nicht. Sie werden im Folgenden einige Fragen darüber lesen, wie Sie in den letzten 3 Monaten in dieser Hinsicht über sich selbst gedacht und gefühlt haben.

Bitte beantworten Sie jede Frage mit einer von fünf Antworten (immer, oft, manchmal, selten oder niemals), und kreuzen Sie die entsprechende Antwort an.

	immer	oft	manchmal	selten	niemals
1. Haben Sie sich in den letzten 3 Monaten mit Ihrem weiblichen Geschlechtseintrag zufrieden gefühlt?	☐	☐	☐	☐	☐
2. Haben Sie sich in den letzten 3 Monaten unsicher in Bezug auf Ihr Geschlecht gefühlt, d.h. sich irgendwo zwischen einem Mädchen/einer Frau und einem Jungen/Mann gefühlt?	☐	☐	☐	☐	☐
3. Haben Sie sich in den letzten 3 Monaten von anderen unter Druck gesetzt gefühlt, ein Mädchen/eine Frau zu sein, obwohl Sie sich nicht wirklich so fühlten?	☐	☐	☐	☐	☐
4. Haben Sie in den letzten 3 Monaten das Gefühl gehabt, dass Sie daran arbeiten müssen, ein Mädchen/eine Frau zu sein?	☐	☐	☐	☐	☐
5. Haben Sie in den letzten 3 Monaten das Gefühl gehabt, kein Mädchen/keine Frau zu sein?	☐	☐	☐	☐	☐
6. Haben Sie in den letzten 3 Monaten das Gefühl gehabt, wer Sie wirklich sind (z.B. was Sie gerne tun, wie Sie mit anderen Menschen umgehen), passt besser dazu, ein Junge/Mann zu sein als ein Mädchen/eine Frau?	☐	☐	☐	☐	☐

1 Abdruck der Übersetzung und Modifikation erfolgt mit Genehmigung aus: Zucker et al. in: *Handbook of Sexuality-Related Measures*, Milhausen et al. (Eds.), © 2019 Taylor & Francis Group LLC – Books.

Seite 2/3

Fragebogen zur Geschlechtsidentität/Geschlechtsdysphorie (Geburtseintrag: weiblich): Gender Identity/Gender Dysphoria Questionnaire: Adult Version (Females) – GIDYQ-AA

(Zucker et al., 2019, dt. Übersetzung und Modifikation von M. Rautenberg)

			immer	oft	manchmal	selten	niemals
7. Hatten Sie in den letzten 3 Monaten Träume? Wenn NEIN, fahren Sie mit Frage 8 fort.	☐ ja	☐ nein					
Wenn JA, waren Sie SIE selbst in den Träumen? Wenn NEIN, fahren Sie mit Frage 8 fort.	☐ ja	☐ nein					
Wenn JA, hatten Sie in den letzten 3 Monaten Träume, in denen Sie ein Junge/ein Mann waren?			☐	☐	☐	☐	☐
8. Haben Sie sich in den letzten 3 Monaten unglücklich darüber gefühlt, dem weiblichen Geschlecht zugeordnet zu werden?			☐	☐	☐	☐	☐
9. Haben Sie sich in den letzten 3 Monaten unsicher gefühlt, sich manchmal mehr wie ein Junge/Mann und manchmal mehr wie ein Mädchen/eine Frau gefühlt?			☐	☐	☐	☐	☐
10. Haben Sie sich in den letzten 3 Monaten mehr wie ein Junge/Mann als wie ein Mädchen/eine Frau gefühlt?			☐	☐	☐	☐	☐
11. Hatten Sie in den letzten 3 Monaten das Gefühl, weder mit Jungen/Männern noch mit Mädchen/Frauen oder aber mit beiden etwas gemeinsam zu haben?			☐	☐	☐	☐	☐
12. Hat es Sie in den letzten 3 Monaten gestört, sich als weiblich identifiziert zu erleben oder das Kästchen für „weiblich“ auf offiziellen Formularen (z.B. Bewerbungen, Führerschein, Reisepass) ankreuzen zu müssen?			☐	☐	☐	☐	☐
13. Haben Sie sich in den letzten 3 Monaten wohl gefühlt, wenn Sie Mädchen-/Frauentoiletten an öffentlichen Orten benutzten?			☐	☐	☐	☐	☐
14. Haben Fremde Sie in den letzten 3 Monaten wie einen Jungen/Mann behandelt?			☐	☐	☐	☐	☐
15. Wurden Sie in den letzten 3 Monaten zu Hause von Menschen, die Sie kennen, wie Freunde oder Verwandte, wie ein Junge/Mann behandelt?			☐	☐	☐	☐	☐
16. Hatten Sie in den letzten 3 Monaten den Gedanken oder das Gefühl, dass Sie ein Junge/Mann sind?			☐	☐	☐	☐	☐

Seite 3/3

Fragebogen zur Geschlechtsidentität/Geschlechtsdysphorie (Geburtseintrag: weiblich): Gender Identity/Gender Dysphoria Questionnaire: Adult Version (Females) – GIDYQ-AA

(Zucker et al., 2019, dt. Übersetzung und Modifikation von M. Rautenberg)

	immer	oft	manchmal	selten	niemals
17. Haben Sie sich in den letzten 3 Monaten zu Hause wie ein Junge/Mann gekleidet und verhalten?	☐	☐	☐	☐	☐
18. Haben Sie sich in den letzten 3 Monaten auf Partys oder bei anderen gesellschaftlichen Zusammenkünften als Junge/Mann präsentiert?	☐	☐	☐	☐	☐
19. Haben Sie sich in den letzten 3 Monaten bei der Arbeit oder in der Schule als Junge/Mann präsentiert?	☐	☐	☐	☐	☐
20. Haben Sie Ihren Körper in den letzten 3 Monaten nicht gemocht, weil er weiblich ist (z. B. aufgrund von Brüsten oder Vagina)?	☐	☐	☐	☐	☐
21. Haben Sie sich in den letzten 3 Monaten eine Hormonbehandlung gewünscht, um Ihren Körper an den eines Jungen/Mannes anzugleichen?	☐	☐	☐	☐	☐
22. Haben Sie sich in den letzten 3 Monaten eine Operation gewünscht, um Ihren Körper an den eines Jungen/Mannes anzugleichen (z. B. um Ihre Brüste entfernen zu lassen oder einen Penis machen zu lassen)?	☐	☐	☐	☐	☐
23. Haben Sie sich in den letzten 3 Monaten bemüht, Ihren Geschlechtseintrag oder Vornamen zu ändern?	☐	☐	☐	☐	☐
24. Haben Sie sich in den letzten 3 Monaten eher als anders (intersexuell, non-binär, agender, genderfluid) denn als Mädchen/Frau oder Junge/Mann gesehen?	☐	☐	☐	☐	☐
25. Haben Sie sich in den letzten 3 Monaten als „Transgender" betrachtet?	☐	☐	☐	☐	☐
26. Haben Sie sich in den letzten 3 Monaten als Junge/Mann betrachtet?	☐	☐	☐	☐	☐
27. Haben Sie sich in den letzten 3 Monaten als Mädchen/Frau gesehen?	☐	☐	☐	☐	☐

Hinweise zur Auswertung und Interpretation des Fragebogens zur Geschlechtsidentität/Geschlechtsdysphorie (Gender Identity/Gender Dysphoria Questionnaire: Adult Version (Males and Females) – GIDYQ-AA)

Individuelle Auswertung des Fragebogens

Tragen Sie zunächst die Anzahl der Kreuze bei den einzelnen Skalenwerten (immer – oft – manchmal – selten – niemals) in die untenstehende Tabelle ein. Bitte beachten Sie dabei, dass Sie bei den Items 1, 13 und 27 die Angaben umpolen müssen, d.h. ein Kreuz bei „immer" wird zu „niemals" gezählt, ein Kreuz bei „selten" zählen Sie zu „oft". Sodann multiplizieren Sie jeden ermittelten Wert mit der in der darunterstehenden Zeile angegebenen Zahl (1 bis 5) und bilden anschließend eine Gesamtsumme aus allen Berechnungen. Diese Gesamtsumme (ein Wert zwischen 27 und 135) geteilt durch 27 bildet den individuellen Wert (ein Wert zwischen 1 und 5) der erlebten Geschlechtsdysphorie der befragten Person.

	immer	oft	manchmal	selten	niemals
Anzahl der Kreuze (Achtung: Items 1, 13 und 27 sind umgekehrt gepolt!)	___	___	___	___	___
Multiplizieren Sie die oben eingetragene Zahl mit dem hier angegebenen Wert (also 1 bis 5)	1	2	3	4	5
Ergebnis der Multiplikation	___	___	___	___	___
GESAMTSUMME aus allen Multiplikationsergebnissen	___				
Die ermittelte Gesamtsumme teilen Sie durch 27 (GESAMTSUMME/27). Dies ergibt den individuellen Wert der befragten Person.	___				

Interpretation des Ergebnisses

Die Autorinnen und Autoren des Fragebogens geben an, dass ein Wert ≤ 3 auf eine bedeutsame Geschlechtsdysphorie hinweist. Grundsätzlich muss hier jedoch betont werden, dass der Fragebogen nicht zur Diagnostik oder zum Ausschluss einer Geschlechtsinkongruenz geeignet ist. Sinnvoll ist der Fragebogen nur, um die Veränderung der erlebten Geschlechtsdysphorie im Verlauf zu erfassen.

Hinweise zu den Online-Materialien

Sie können die in diesem Buch erwähnten Arbeitsmaterialien über unsere Internetseite abrufen und ausdrucken. Nutzen Sie dazu bitte den Link www.hgf.io/download und melden Sie sich nach den dort beschriebenen Schritten an. Wenn Sie nach der Registrierung den Code **B-FZMZSW** unter „Mein Konto → Meine Downloads & Zusatzmaterialien" im Eingabefeld einfügen, werden Sie automatisch in den Downloadbereich weitergeleitet und können die Online-Materialien zum Buch ausdrucken bzw. herunterladen. Um die Materialien dauerhaft im direkten Zugriff zu haben, empfehlen wir Ihnen, sich die gesamten Materialien herunterzuladen und auf dem eigenen Rechner zu speichern.

Folgende Materialien stehen zum Download bereit:

Arbeitsblätter

- Arbeitsblatt 1: Unsere Gruppenregeln
- Arbeitsblatt 2: Meine Anliegen
- Arbeitsblatt 3: Meine Therapieziele
- Arbeitsblatt 4: Die Genderbread-Person: Geschlechtsidentität – ich definiere mich …
- Arbeitsblatt 5: Meine Geschlechtsidentität im Lebensverlauf
- Arbeitsblatt 6: Mein individuelles Erklärungsmodell
- Arbeitsblatt 7: Mein Wochenplan
- Arbeitsblatt 8: Hindernisse und Lösungsmöglichkeiten
- Arbeitsblatt 9: Informationen zu Transitionsmaßnahmen
- Arbeitsblatt 10: Wirkungsweise der Hormonbehandlung
- Arbeitsblatt 11: Emotionen
- Arbeitsblatt 12: Meine Gefühle und ich
- Arbeitsblatt 13: Mein Leben unter neuen Voraussetzungen
- Arbeitsblatt 14: Meine Stärken
- Arbeitsblatt 15: Briefe an meinen Körper
- Arbeitsblatt 16: Mein Werkzeugkoffer
- Arbeitsblatt 17: Mein weiterer Weg

Material für Therapeutinnen und Therapeuten

- Überblick über die Themenblöcke des Manuals
- Soziodemografische Angaben
- Veränderungsmessung – Geschlechtsidentität und Bewertung des Gruppenprogramms
- Fragebogen zur Geschlechtsidentität/Geschlechtsdysphorie (Geburtseintrag: männlich): Gender Identity/Gender Dysphoria Questionnaire: Adult Version (Males) – GIDYQ-AA
- Fragebogen zur Geschlechtsidentität/Geschlechtsdysphorie (Geburtseintrag: weiblich): Gender Identity/Gender Dysphoria Questionnaire: Adult Version (Females) – GIDYQ-AA
- Hinweise zur Auswertung und Interpretation des Fragebogens zur Geschlechtsidentität/Geschlechtsdysphorie (Gender Identity/Gender Dysphoria Questionnaire: Adult Version (Males and Females) – GIDYQ-AA)